SOCIÉTÉ FRANÇAISE D'OPHTALMOLOGIE

CONGRÈS DE 1908

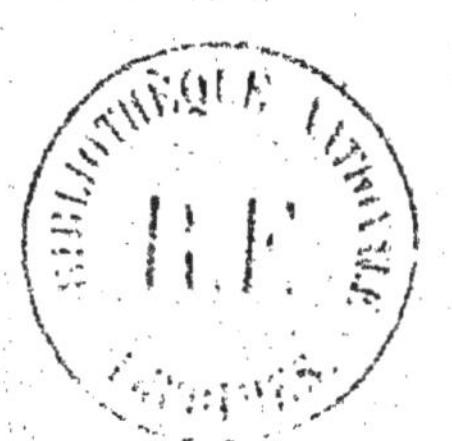

TRAITEMENT

DES

PLAIES DE L'ŒIL

Rapport présenté le 4 mai 1908

PAR

Le Docteur A. TERSON

(DE PARIS)

— ◆ —

PARIS

G. STEINHEIL, ÉDITEUR

2, RUE CASIMIR-DELAVIGNE, 2

—

1908

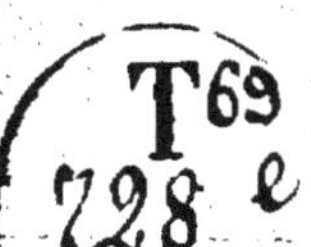

TRAITEMENT

DES

PLAIES DE L'ŒIL

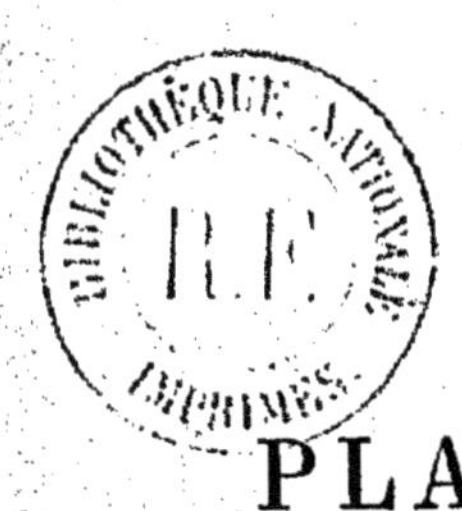

SOCIÉTÉ FRANÇAISE D'OPHTALMOLOGIE

CONGRÈS DE 1908

TRAITEMENT

DES

PLAIES DE L'ŒIL

Rapport présenté le 4 mai 1908

PAR

Le Docteur A. TERSON

(DE PARIS)

PARIS

G. STEINHEIL, ÉDITEUR

2, RUE CASIMIR-DELAVIGNE, 2

1908

SOCIÉTÉ FRANÇAISE D'OPHTALMOLOGIE
CONGRÈS DE 1908

TRAITEMENT DES PLAIES DE L'ŒIL
par le Dr A. TERSON (de Paris).

*Rapport présenté le lundi 4 mai 1908, au 25ᵉ Congrès
de la Société française d'Ophtalmologie.*

> Les principes généraux du traitement de ces plaies sont les mêmes que pour les autres plaies en général ; il faut extraire les corps étrangers, réunir les parties divisées, tenir le malade en repos et employer les moyens locaux et généraux propres à combattre l'inflammation. Ces préceptes devront être suivis avec d'autant plus d'exactitude que l'organe dont il s'agit est plus important, plus délicat et plus irritable.
>
> LAWRENCE.

Le traitement des plaies de l'œil reste, comme il l'a toujours été, la question ophtalmologique qui prime, en pratique, toutes les autres. Le caractère de gravité *immédiate*, vu la complexité et l'importance fonctionnelles de l'organe blessé, de gravité *rapide* si l'*infection* surgit, de gravité *tardive*, si l'organe qui n'a point été atteint, devient néanmoins la victime d'accidents conduisant à la *cécité* définitive, voilà des conditions particulièrement fâcheuses.

Plus graves aussi que pour beaucoup d'autres plaies sont les complications nées de la persistance de l'agent vulnérant (corps étranger) au sein de l'organe.

Plus encore que pour les autres régions, la plaie oculaire revêt le pronostic le plus variable suivant la partie lésée de l'organe et sa spécialité. Quelles différences entre le danger, le résultat et la nature d'une plaie cornéenne, sclérale, sans ou avec participation irienne, ciliaire, cristallinienne, rétinienne, vitréenne, ou des annexes ! Comme au cerveau par exemple, toutes les suites des plaies s'observent, et, par surcroît, des altérations multiples de la fonction. L'œil contient les appareils les plus disparates et il n'y a aucun rapport entre l'action du projectile atteignant sa coque, pénétrant dans les groupements intraoculaires, ou annihilant d'un seul coup son existence même.

Il est permis d'hésiter devant un pareil programme, aussi vaste, disons-le, aussi vague, et dont le plus restreint des chapitres constituerait un rapport considérable. Puis la réalité concrète apparaît. Ce fouillis inextricable, l'ophtalmologie journalière nous l'offre à l'improviste. Si étendu et si difficile que soit le problème, c'est ainsi qu'il se présente et l'on sent qu'à l'approfondir, ce qui a été fait, est peu, en regard de ce qui reste à faire. On se reprend à dire avec Chomel : « Les maladies rares ne sont presque qu'un objet de curiosité. On les étudie pour ne pas laisser incomplet le tableau des misères humaines, mais avec la pensée qu'on ne les rencontrera peut-être pas une seconde fois dans le cours de sa carrière. Elles ne sont pas du domaine de la pratique, *rara non sunt artis*. Il en est tout autrement des maladies *de tous les jours*, de celles que chaque médecin rencontre à chaque pas dans l'exercice de son art. Qu'elles soient graves ou bénignes, ce sont celles-là qu'il faut étudier avec le plus de soin, sous toutes leurs formes, celles-là qu'il faut bien connaître et savoir traiter. »

Le problème nous dépasse d'ailleurs.

D'urgence, la blessure de l'œil reçoit des soins de qualité très variée. Comme bien d'autres plaies cependant fort transportables, elle restera parfois privée de tout soin, si le malade s'est mépris sur son importance ou se trouve dans une des régions, devenues rares, privées d'ophtalmologistes.

A l'atelier ou ailleurs, plus d'une fois, au lieu de se borner à un pansement, des mains entreprenantes appliqueront l'extrait de Saturne, ou, étendant délibérément leurs attributions, chercheront à extraire le corps étranger au lieu d'instiller de la cocaïne et de confier le malade à une intervention qualifiée.

A la conduite thérapeutique, dans l'industrie, à la chasse, dans les attentats volontaires, le côté *médico-légal* ajoute un intérêt nouveau.

La chirurgie *militaire* s'occupe de ces grands traumatismes où l'œil subit, avec ses annexes, les blessures les plus complexes.

Quant à la manière dont nous avons envisagé notre tâche, nous n'avons eu, à aucun degré, le désir de faire double emploi avec les livres, les encyclopédies, de pathologie et de chirurgie oculaires, les périodiques spéciaux, les traités et travaux, nombreux dans toutes les langues, sur les blessures de l'œil (White-Cooper, Zander et Geissler, Von Arlt, Yvert, Praun, etc.). Ils contiennent un exposé historique et bibliographique complet.

Nous présenterons un but plus restreint à la recherche en commun du mieux.

Jusqu'au mot de *plaie* de l'œil qui doit être défini ! Si l'on s'en tient aux définitions des principaux dictionnaires français, une plaie est une perte de substance, traumatique ou *spontanée*. Ce serait alors, y compris les plaies opératoires, les deux tiers de la thérapeutique oculaire que nous aurions à exposer. Plus modestes, la plupart des dictionnaires et traités chirurgicaux admettent qu'une plaie est une solution de continuité d'origine traumatique. Un des maîtres qui décrivent la méthode des injections intra-veineuses (1), Ettmüller, a dit : « La plaie est une division de l'union naturelle faite dans une partie molle par quelque cause externe violente, qui coupe, qui pique, qui mord ou qui meurtrit. » Nous nous en tiendrons à cette acception claire et limitée, saisie au hasard d'une lecture.

Les traités d'ophtalmologie ont en effet souvent compris parmi les plaies, les *brûlures* de l'œil. Elles tendent à constituer un chapitre distinct, bien qu'il y ait alors *une plaie* de l'œil, mais une plaie que la nature spéciale et le mode d'action du traumatisme solide, liquide ou gazeux, placent dans une catégorie à part.

(1) Ettmüller, *Nouvelle chirurgie médicale raisonnée* (Trad. française). Lyon, 1690.

En pathologie générale chirurgicale, les plaies de l'œil ne sont qu'un chapitre des plaies viscérales et cavitaires. Qu'il s'agisse d'une plaie du crâne, du cerveau, de l'abdomen, du foie ou de la vessie, la question est la même et nous souhaitons qu'elle engendre une de ces discussions célèbres que l'on se rappelle, en oubliant le rapport et le rapporteur.

Tout en étudiant forcément le *traitement* des principales *complications rapides* des plaies de l'œil, nous avons présents à la mémoire les rapports de nos éminents collègues, MM. Coppez père et Haltenhoff, sur le traitement des *Plaies compliquées de corps étranger* (1890) et de la *Cataracte traumatique* (1894). Ces remarquables travaux limiteront le nôtre sur les points analogues.

Enfin toute plaie des *annexes* ne sera envisagée que dans la mesure où elle provoque des modifications notables dans le traitement de la plaie oculaire concomitante.

Nous ne voyons aucune sorte d'utilité à étudier séparément le traitement des plaies de chaque membrane en particulier. Avec les correctifs rendus nécessaires par l'importance de certaines atteintes (plaies avec prolapsus irien, avec lésion du cristallin, etc.), les plaies du globe se diviseront naturellement en deux groupes, *pénétrantes, non pénétrantes,* suivant que la coque est entamée ou traversée.

Les blessures pénétrantes se diviseront ensuite en blessures *directes* pénétrantes *avec* ou *sans* corps étranger et en *ruptures.*

Si dans les premières l'*infection* est le péril, dans les secondes, si la *fonction* est compromise, l'infection aura peu de tendance à se produire et il sera plus facile de l'empêcher.

Nous présenterons, comme terme de *l'évolution historique,* alors que nous sommes de plus en plus maîtres de prévenir ou de supprimer la suppuration, la recherche d'une lutte plus efficace contre la cécité sympathique, abîme côtoyé sans cesse et à peine éclairé par d'incertaines lueurs.

I. — LE TRAITEMENT TOPIQUE DES PLAIES DE L'ŒIL

Un grand nombre de plaies oculaires, vastes et même non suturées, guérissent par des soins purement médicaux : ceci est un fait indéniable. Ces soins, appliqués d'emblée, peuvent, très souvent, empêcher toute infection locale ou envahissante et par suite une importante déperdition visuelle. Négligés ou septiques, ils sont insuffisants ou périlleux. Enfin, employés avec trop d'énergie (irrigations mal conduites), utilisés sous des formes trop violentes ou trop abondantes (pour certains antiseptiques puissants), ces moyens causeront des dégâts irréparables. Il y a de grandes différences entre ce que peuvent supporter un œil, les téguments ou même les muqueuses, quoique ces derniers tissus doivent servir comme indicateurs de la tolérance (1).

Les principes suivants nous semblent des guides sûrs :

1° Faites à un œil blessé et à un blessé oculaire, ce que vous feriez à un œil *opéré* et à un de vos opérés, avec suites *normales* ou *anormales*.

2° Dans le traitement *immédiat*, *d'urgence*, d'une plaie cliniquement *non infectée*, évitez les applications antiseptiques brutales. Bornez-vous à une aseptisation aussi soignée que possible, à des antiseptiques non caustiques, et favorisez la conservation et la réparation naturelles par tous les moyens de protection médicale, parfois chirurgicale (suture, tarsorraphie), quand vous serez certain de ne rien aggraver par ces manœuvres.

3° En face d'une plaie cliniquement *infectée*, d'emblée ou rapidement, ne perdez pas votre temps à l'asepsie. Usez chirurgicalement et médicalement des plus actifs moyens

(1) Voy. NUEL, L'asepsie dans les opérations pratiquées sur les yeux. *Rapport à le Soc. franç. d'opht.*, 1893 et Morax, Th. de Paris, 1894.

stérilisateurs, mais appropriés au terrain spécial sur lequel ils vont s'exercer. Il est possible que ces moyens, encore préférables à tout, soient aidés, sinon remplacés par des agents nouveaux, cherchant à rendre le terrain réfractaire à la culture microbienne et à ses conséquences (sérums, ferments, etc.).

4° Pensez toujours, tout en évitant la perte d'*un œil*, c'est-à-dire de la vision binoculaire, que l'accident que vous traitez, si vous le traitez insuffisamment ou trop activement, pourra entraîner la perte du *second* et dernier organe, accidents dont les résultats sont infiniment différents de ceux qu'entraîne la perte du premier.

Nos remarques se diviseront en deux groupes fondamentaux : Le traitement d'une plaie cliniquement non infectée, le traitement de la plaie infectée et même avec infection envahissante, panophtalmique, ou se propageant sympathiquement au congénère. Avec chacun, nous nous occuperons du traitement *d'urgence*, traitement de la *première heure* qui n'est, malheureusement, en fait de traumatisme oculaire, assez souvent que celui des premiers *jours*.

Une évolution thérapeutique s'est faite récemment pour la chirurgie oculaire comme pour la chirurgie générale. Celle-ci est passée d'une antisepsie intransigeante qui s'étendait du milieu ambiant au malade en passant par l'entourage et le médecin, à une simple, mais stricte aseptisation : on vise à l'asepsie, c'est-à-dire à l'état aseptique. Cette évolution historique, tentante à revoir, nous l'avons exposée, il y a quelques années (1).

(1) A. TERSON, *Technique de l'antisepsie, de l'anesthésie et de l'instrumentation oculaires*, Paris, J.-B. Baillière, 1898.

Les anciens mêlaient des pratiques utiles à d'étranges prescriptions. Si la paracentèse cornéenne dans l'hypopion existe dès la plus haute antiquité (Hippocrate, Galien, Aétius), les blessures étaient traitées par l'application de sang d'oiseau, « excellent remède pour les blessures de l'œil » (Celse), beaucoup plus rarement par les collyres. Le pansement était presque toujours composé de laine cardée imbibée de blanc d'œuf. Celse fait l'incision large dans la panophtalmie, etc.

Les Arabes, outre l'emploi de l'eau salée avant et après l'opération de la cataracte, eau parfois déjà utilisée dans l'antiquité, utilisent (Abulcasis) l'injection d'eau miellée après la paracentèse de la cornée et les saignées temporales. Le pansement est généralement au blanc d'œuf.

Au XIIIe siècle, Bienvenu Graffe (édition Pansier) emploie toujours le blanc d'œuf renouvelé 6 fois dans les 24 heures, parfois les germes d'œufs comme

Il faut avoir vu revenir de loin bien des yeux qui se perdaient ainsi pour être persuadé qu'en attendant les sérothérapies qui rendront avec netteté le terrain inattaquable ou inhabitable aux envahisseurs, la manière forte est la seule qui ramène certains égarés et les empêche de sombrer dans

pansement des plaies ; il détaille complaisamment leurs vertus et les théories correspondantes, cite nombre de cas de guérison dont certains où l'œil était *coupé par le milieu* et conseille de ne pas imiter « les fols mèges » qui mettent de la poudre de cumin et de la cire sous forme d'emplâtre sur l'œil « atteint de percussion ».

Au moyen âge, mentionnons, en regrettant que la partie ophtalmologique n'existe pas, l'admirable Chirurgie de Mondeville, chirurgien de Philippe-le-Bel, composé de 1306 à 1320 (édition Nicaise). Appliquant les principes de Théodoric qui recommandait le *vin très chaud* pour le traitement des plaies, il expose tout au long la doctrine qui permet de guérir « *toutes les plaies sans qu'il se forme de pus*, car le traitement qui empêche la suppuration est meilleur que celui qui la provoque ».

Guy de Chauliac (Chirurgie composée en 1363, édition Nicaise) recommande pour les « plaies des yeux, le collyre de tuthie avec un peu de camphre », d'autres remèdes qu'on n'a pu identifier, enfin « d'emplastrer l'œil à la moëlle de pain trempée en vin ». Parfois, si l'inflammation résiste, on lave à l'eau salée ou à l'eau contenant de l'arsenic rouge pulvérisé. Le pansement des plaies récentes est de la laine couverte de blanc d'œuf et « lié ferme d'une bandelette ».

Rien de bien nouveau dans Ambroise Paré, peu original en ce qui concerne l'ophtalmologie. Le livre de Fabrice d'Acquapendente (*Œuvres chirurgicales*, 1617) contient au contraire plusieurs chapitres sur le sujet qui nous occupe : ils sont des plus intéressants au point de vue clinique et même thérapeutique. Il déconseille les corps gras et les huiles « ennemies des yeux », surtout s'il y a inflammation ; conseille pour les plaies des paupières les compresses de vin. Pour les plaies des yeux, pour rejoindre la section, apaiser la douleur et arrêter l'inflammation, il faut bander les *deux* yeux et employer divers remèdes (alun dissous, blanc d'œuf, mucilages, sang chaud) ; s'il y a inflammation, les poudres (céruse, bol d'Arménie, tuthie, etc.) sont utiles ; s'il se forme un moignon, un œil artificiel, qui se fait à Venise, le recouvrira de façon que « les plus clairvoyants y sont trompés et le prennent pour le véritable ». Une foule d'autres remarques très détaillées sont à lire, ainsi que la première mention de « l'inflammation sympathique » post-opératoire.

Mais l'inflammation est attribuée à des causes purement humorales, tandis que dans le puissant ouvrage de Fracastor (*De contagionibus*, 1546), on doit tuer les *germes* morbides là où ils sont déposés, ou, s'ils sont déjà disséminés dans l'organisme, mettre cet organisme en état de les expulser ou de leur résister. La théorie et la pratique sont absolument modernes.

Au XVIII° siècle, Saint-Yves traitait une plaie de l'œil en y faisant couler du sang de pigeon, de l'eau vulnéraire étendue, en appliquant des compresses trempées dans du vin chaud mêlé de quelques gouttes de baume du Commandeur ; il saignait à diverses reprises.

Les pansements secs ou humides, la saignée, les sangsues, parfois sur la hernie de l'iris ! (Pellier), le repos, la paracentèse, parfois l'incision *transversale* ou « de côté » de l'ulcère (Pellier), incisions à la Sæmisch, se trouvent encore dans la thérapeutique des plaies oculaires et de leurs complications au XVIII° siècle où quelques tentatives générales s'observent de temps à autre avec des « *antiseptiques* » (Pringle). Beaucoup de topiques oculaires la destruction complète. A l'encontre de l'usage exclusif de la chirurgie directe, des moyens *latéraux* (injections sous-conjonctivales, révulsion par la dionine, instillations antiseptiques mercurielles et argentiques), ont souvent d'excellents résultats sans les acheter par de trop grands et de trop définitifs sacrifices.

§ 1. — Plaie non infectée.

A priori toute plaie oculaire est sinon infectée, du moins garnie de microbes ; les larmes ont, par irrigation continue et peut-être par nature, quelque faible valeur bactéricide, mais, fût-elle indiscutablement prouvée, nous voyons tous les jours qu'elle est insuffisante. La plaie contient de plus les éléments que l'instrument blessant, jamais aseptique, y a introduits. Cependant la plupart des plaies oculaires guérissent sans infection appréciable et même lorsque le séjour intra-cornéen (corps étranger) a été durable, les ac-

étaient des antiseptiques (mercure, cuivre, etc.).

Le livre précieux de Demours (1821) insiste sur divers moyens généraux qui donnent l'abortion de l'inflammation traumatique.

Plus près de nous, l'usage des compresses *glacées*, les sangsues, la saignée générale, le calomel à l'intérieur, l'*atropine* si l'iris est enclavé, c'est à peu près tout ce que recommande Desmarres.

Pour les blessures de la cornée, le traitement est « *tout entier* » renfermé dans les émissions sanguines plus ou moins abondantes et répétées et dans des applications *continues* d'eau froide sur l'œil (Velpeau) ; si l'inflammation se déclare, les vésicatoires entrent en jeu, même sur les paupières. Velpeau recommande un « bandeau qui agisse plutôt à la manière d'un voile que d'un bandage compressif » pour les plaies cornéennes.

On sait que pour l'extraction de la cataracte, Roux alla jusqu'à supprimer tout pansement.

Nous retrouverons l'époque d'apparition des *sutures oculaires* et celle de l'*énucléation* préventive et curative contre l'ophtalmie sympathique mieux connue.

Comme pansement, c'est toujours aux compresses glacées qu'on s'en tient, jusqu'à ce que l'antisepsie s'impose enfin peu à peu en théorie et en pratique générales entre 1873 et 1880.

L'aseptisation des instruments, des collyres et des pansements par la chaleur, sera un progrès autrement important.

Rappelons la part qu'a conservée l'offensive antiseptique dans les infections graves, l'emploi du fer rouge, l'incision large, les opérations radicales dans la panophtalmie, la reprise les collyres mercuriels, les injections sous-conjonctivales, le tout combiné à l'aseptisation de tout ce qui est aseptisable, enfin la sérothérapie.

cidents infectieux ne sont qu'exceptionnellement marqués
et progressifs.

Préoccupons-nous des plaies où aucune infection n'est
visible et où, sauf dans des cas spéciaux (instruments chargés de détritus malpropres, de produits infectieux variés ou
même de substances virulentes particulières (syphilis, rage,
venins, etc.), on ne saura que plus tard si une infection
grave a été déterminée.

Le traitement d'*urgence* sera donc à peu près uniforme
et ne variera sensiblement qu'avec les *dimensions*, le *siège*
et la *profondeur* de la plaie. Ces dernières conditions et les
complications qu'elles entraînent, seront étudiées *à part*
(hernie de l'iris et du tractus uvéal, lésions du cristallin,
pénétration profonde de corps étrangers, ruptures pouvant
aller jusqu'à l'éventration et à l'évidement du globe).

En présence d'une plaie, l'inspection clinique établira
si la plaie est superficielle, *pariétale*, dirai-je, ou si elle est
pénétrante, ayant franchi la paroi de part en part.

Plaie superficielle. — L'aseptisation du sac conjonctival,
l'ablation de tout corps étranger fixe ou mobile, parfois la
résection d'un copeau qui pendille, un pansement protecteur contentif, non compressif, aseptique, sec et rare,
sont les moyens qui procureront ordinairement la guérison
rapide, avec réduction au minimum des désordres subjec-
tifs et objectifs, passagers ou durables, inhérents au traumatisme. Prenons comme type une forte rayure de la cornée
par une plante d'appartement, par une épine, par un ongle.

La toilette du cul-de-sac sera faite par des affusions tiè-
des (coton aseptique plongé dans de l'eau bouillie à deux ou
trois reprises, légèrement salée (sérum physiologique), les
mains du chirurgien ayant subi le nettoyage classique le
plus consciencieux. Un frottage des bords ciliaires est indiqué. Il est certain, quoiqu'on en ait dit, que les blessures cornéennes légères s'accommodent fort bien d'un collyre *aseptique* à la cocaïne (1/40), dont l'effet calmant est très appré-
cié et facilite l'examen. La dionine a un rôle ultérieur
évident pour les douleurs très vives et rebelles. Une pommade aseptique (tube), inodore (xéroforme), n'est pas toujours indispensable et est à éviter si son asepsie est incer-

taine. Toutefois nous ferons une exception pour l'*iodo-forme*. On le préparera avec une asepsie particulière de l'excipient (chaleur) et du produit (dissous à l'éther, puis évaporé, etc.). Nous avons vu si souvent guérir sans infection de vastes plaies qui en étaient inondées qu'après avoir cherché à l'éliminer de notre pharmacie ophtalmologique, nous y sommes invinciblement revenu, malgré toutes les discussions théoriques à son sujet.

L'occlusion des paupières, arrêtant les mouvements irritants pour la cornée altérée, sera pratiquée sur l'œil blessé.

Quelquefois, si le malade est assez raisonnable pour l'admettre, l'occlusion des *deux* yeux donnera un calme incomparable, avec de la gaze hydrophile simple stérilisée et un pansement ouaté, à niveau, comblant l'angle orbito-nasal (Panas), modérément et élastiquement serré (crêpon, préférable à la flanelle échauffante, à la gaze simple trop peu adhérente, au casque douloureux de tarlatane amidonnée). Ce pansement, fixé au besoin avec des épingles, sera plus inamovible par un rapide faufilage au *fil noir*, bien visible à couper rapidement.

Une foule de variantes sont applicables à ces manœuvres (irrigations avec un récipient florentin aseptique ou avec des canules larges et bien mousses, flacons compte-gouttes aseptisables par la chaleur (modèle Morax ou notre dernier modèle ci-contre), intromission de pommades avec un instrument métallique flambé, supérieur à un agitateur en verre difficile à aseptiser et fragile, collyre huileux d'une asepsie durable (Panas et Scrini).

Les irrigations sont parfois faites avec des antiseptiques à dose faible (sublimé, cyanure à 1/10000, à 1/5000, à 1/3000 (1), etc.), contrairement aux anciennes où on employait souvent le sublimé à 1/1000.

Les pansements *secs* favorisent certainement la réparation rapide, les pansements humides, froids ou chauds, suivant le cas, leur sont, pour bien des raisons, inférieurs et doivent rester des pansements d'exception.

(1) Laxou, *Ueber Behandlung der Augenverletzungen*, Halle, 1907.

On évitera les *irrigations* antiseptiques à dose violente. Le sublimé, l'acide phénique, *en irrigations*, ont entraîné des désastres, tandis que quelques gouttes d'argyrol à 1/10, préparé à froid, ne donnent point d'irritation et peuvent avoir une certaine action préventive.

Mieux vaudra ne pas employer de collyre qu'un collyre sale ou incertain. Rien de plus rapide d'ailleurs que de le faire bouillir sur une cuiller à café à la moindre flamme.

Les collyres ne sont pas toujours indispensables. Nous ne mettons de collyre analgésique que si les douleurs le nécessitent nettement. De Wecker a eu raison de parler de l'abus des collyres. Leur suppression totale serait aussi néfaste d'ailleurs que leur abus, pourvu qu'ils soient aseptiques. La manie de l'atropine a été inconcevable. Même aseptique, rappelons que l'atropine n'est pas sans défauts (conjonctivite, kératite filamentaire, hypertonie, etc.). Mais n'hésitons pas à l'employer sur une cornée très irritée, un iris congestionné, même sans synéchie : la sédation sera durable. Ne nous acharnons pas à la demander uniquement à l'atropine : la dionine nous donnera de plus complets résultats.

A condition d'être sûrs de nos collyres, et rien n'est plus facile que de changer *instantanément* un collyre douteux en un collyre sûr, employons-les, mais sur indication, et non par une sorte de distribution machinale, réflexe, automatique, pas toujours impunie.

Jamais on n'emploiera une préparation *plombique* dont les énormes incrustations cornéennes sont des erreurs injustifiables et encore fréquentes. Le plomb, l'extrait de Saturne, sont à bannir définitivement et on guérit sans eux.

Quant à l'eau boriquée, considérée autrefois comme d'effet puissant, cette eau, « bonne à tout faire », est mauvaise pour tout, d'abord parce qu'elle « a l'air » de faire quelque chose dans des cas où son application fait perdre un temps précieux, et parce que les lotions *alcalines* bouillies (borates, bicarbonates) préférables, mieux tolérées par les épidermes palpébraux et par les muqueuses conjonctivales, ont un effet décapant, mais doux, que n'a pas l'eau boriquée, souvent irritante. Que de fois les dermatologistes ont à défendre l'eau boriquée! En ophtalmologie, son rôle est, espérons-le, à son déclin.

Est-il besoin, dans un rapport destiné à des ophtalmologistes, de rappeler les innombrables méfaits des topiques populaires que l'exercice illégal continue à répandre sur les yeux blessés ou que le sujet lui-même se distribue généreusement ?

L'urine fraîche, la viande crue, les pommes cuites, accompagnent ou remplacent les tisanes plus ou moins aseptiques (mélilot, guimauve, etc.) plus bénignes. A côté de ces produits où, au cours de leur emploi, toute plaie qui guérit malgré eux, est une victoire thérapeutique d'autant plus grande que le moyen est plus excentrique, plus d'une fois nous voyons des topiques trop énergiques être appliqués sans ménagement.

Ne parlons pas du collyre en général anodin, mais septique, de la religieuse ou du marchand de vins.

Si une infection spéciale des instruments blessants est à noter (cambouis, huiles, graisses, détritus, couteau, peigne sales, etc.), nous sommes partisan de traiter, après nettoyage, ces plaies, *même lorsque l'infection n'a pas encore paru*, comme les plaies qui se produisent au contact d'une source d'infection (dacryocystite, ozène, etc.) c'est-à-dire, d'employer des moyens franchement antiseptiques que nous verrons plus loin.

Enfin une virulence spéciale est parfois attachée à certains traumatismes. Les morsures oculo-palpébrales (rage), les inoculations *venimeuses* (serpents, insectes), *spécifiques* (syphilis), *tétanigènes* (Pollock a vu un cas de tétanos mortel suivre une rupture de la cornée par coup de fouet), seront traitées par les moyens appropriés, combinés au traitement local. Dans les cas, si fréquents chez les confrères, de projection de salive syphilitique dans l'œil, des affusions chaudes et des instillations fortes (sublimé, énésol) après avoir prévenu de la réaction inévitable, nous ont réussi, soit dit en passant.

Le traitement général antivenimeux, antitétanique, antirabique, ne doit donc pas être négligé lorsque l'étiologie le justifiera.

Plaie pénétrante sans corps étranger. — On ne saurait trop apporter d'attention à protéger l'œil contre les dangers mécaniques et infectants des manœuvres (Voy. chap. V) destinées à vérifier si un *corps étranger* est resté dans l'œil (radiographie, etc.).

Le traitement proprement dit reste le même au point de vue de la désinfection externe en accentuant la désinfection du *bord ciliaire*, mais l'application des collyres reprend ses droits et, comme de Wecker, nous pensons que c'est surtout un *myotique* qui doit être employé. L'atropine trouve son indication, surtout dès que la chambre antérieure est rétablie, même partiellement, lorsqu'il y a congestion irienne : de plus elle immobilise certaines fonctions oculaires et donne une sédation appréciable permettant de guérir plus rapidement des iritis qui, après tout, peuvent devenir graves et même sympathisantes.

La scopolamine (plus toxique), la duboisine, parfois la cocaïne, sont ses succédanés usuels et nous n'avons jamais observé de graves inconvénients de la cocaïne aseptique, ses effets calmants et mydriatiques sont parfois excellents.

L'adrénaline nous a toujours paru par contre gêner la réparation cornéenne et donne des congestions« en retour »: il ne faudra l'employer qu'à bon escient et ne pas abuser de son effet moral.

Les plaies qui en paraîtront justifier l'emploi, seront traitées d'*urgence* par la *suture oculaire* ou *palpébrale* (Voy. chap. II) et par les opérations sur l'iris (chap. III).

L'*hypoéma* ne nécessitera que rarement une intervention.

La question de l'instillation ou de l'application de collyres liquides, mous, pulvérulents, lorsqu'il n'y a aucune infection, et à titre préservatif, se pose alors.

Nous repoussons les *poudres* (iodoforme, aristol, iodol, horoborax, bismuth, etc.) certainement irritantes et faisant corps étranger. Une foule d'autres collyres employés ne nous semblent pas toujours indispensables. Cependant, suivant les préférences, l'argyrol, le protargol préparé à froid et récent. les couleurs d'aniline, le collargol, seront utilisés à l'état liquide, en pommades, en comprimés.

On guérit, même sans suture, les plaies les plus variées, avec l'emploi unique de la pommade iodoformée, aussi nous la croyons parfaitement justifiable. Il nous a semblé que le xéroforme, malgré de nombreux essais, nepouvait la remplacer partout et que les plaies graves guérissaient plus uniformément avec l'emploi de l'iodoforme qu'avec le simple bandeau aseptique. L'argument qu'on pouvait tirer de la guérison sans elle des plaies opératoires, n'a pas une valeur considérable, car les plaies anfractueuses nous ont paru se compliquer beaucoup moins fréquemment avec son emploi prolongé.

Nous préférons un pansement à rien du tout. Il revient de temps à autre de l'étranger, des tentatives, soi-disant nouvelles, analogues à celles que l'on a fait autrefois à l'étranger (Odélius), en France (Roux) pour l'extraction du cristallin et aussi pour la chirurgie générale et qui consistent à supprimer tout pansement. Or déjà un pansement bien fait et surtout *supprimé dès qu'il le faut* et qu'il irrite, nous a toujours paru supérieur à un pansement trop léger, que le malade dérange. Dans certains cas, la bande sera remplacée par quelques touches de collodion, de colle d'Unna, de bandelettes adhésives (taffetas à l'oxyde de zinc, bien supérieur au taffetas d'Angleterre), par les innombrables formes de bandeaux taillés et attachés par des cordons non élastiques.

Quelquefois, les coques, si anciennes (Forlenze) et reprises périodiquement sous forme de grillages (Fuchs), de coquilles d'aluminium, de carton, etc , sont remplaçables, suivant notre pratique, par des coques de *feutre*, que l'on taille comme on veut et qui, avec l'eau chaude, s'aseptise et prend les formes qu'on veut, mais, après tout, ces divers moyens ne valent pas la bande ou le pansement collodionné. La compresse volante, le « scapulaire » qui n'immobilisent pas la paupière, pansement naturel de l'œil (Wenzel), des lunettes creuses, sont applicables lorsque tout danger d'infection est écarté.

Le pansement sera *sec*. Le pansement aseptique *idéal*, celui de Duquaire, a été, il y a quelques années, appliqué par nous en thérapeutique oculaire. Il s'agit de produits à *l'amiante*. En quelques secondes, le papier *flambable* est stérilisé. Des essais nombreux nous ont convaincu que, comme en chirurgie, ce produit ne donne pas des résultats généraux meilleurs que d'autres et qu'il est inférieur à une gaze aseptisée, car il est *très peu absorbant* : les liquides stagnent facilement sous lui. L'échec relatif de cette tentative prouve une fois de plus les distances qui séparent la théorie de la pratique. En cas d'urgence, un mouchoir de poche savonné, bouilli, séché, donne rondelles et bandes.

Nous repoussons ordinairement les bandeaux par trop inamovibles, la carapace de tarlatane apprêtée qui ne conviennent qu'à des cas exceptionnels et sont gênants, douloureux, blessants pour l'oreille, trop ou pas assez compressifs.

Dans les plaies très étendues, le bandeau binoculaire, le repos au lit, la tête haute, le *régime total des opérés* s'impose pendant un temps variable.

Faut-il parler ici des moyens qui, utilisés autrefois (émissions sanguines de voisinage, vésicatoires, saignée générale), sont trop délaissés aujourd'hui à titre préventif ? En ce qui concerne surtout les *émissions sanguines*, peut-être est-on trop exclusif. Nous avons vu une fois une exophtalmie inflammatoire des plus graves disparaître intégralement et en quelques heures à la suite d'une émission sanguine temporale extrêmement abondante.

La saignée locale et générale a paru donner des résultats si nets, si évidents, à certains anciens maîtres, Demours entre autres dont les observations sont si précises, qu'il ne faut pas crier au ridicule de semblables pratiques. Souvent les sangsues, que nous préférons aux ventouses scarifiées, nous ont donné des résultats abortifs sur une inflammation traumatique commençante et l'évolution actuelle de la thérapeutique générale nous semble devoir donner un renouveau justifié aux émissions sanguines. Elles ne pourraient d'ailleurs être qu'inutiles.

De tous temps on a utilisé le froid et même les compresses *glacées* pour prévenir l'inflammation : cette pratique qui semble parfois dangereuse, est moins fréquente aujourd'hui. Cependant la chaleur intense ne sera employée qu'en cas d'infection.

Plaies avec infection préalable des annexes. — Quand le sujet présente une dacryocystite purulente, muco-purulente, catarrhale, même une simple stagnation lacrymale, de l'ozéné, un ectropion étendu, une dermatose sécrétante, parfois une conjonctivite chronique, nous savons trop, malgré les exceptions favorables, ce qui arrive presque toujours en pareil cas. *Ces plaies doivent être considérées comme infectées*, les produits infectieux étant visiblement à leur contact permanent. On agit donc immédiatement *sans attendre l'infection* apparente, comme pour une plaie opératoire qui se trouverait placée dans les mêmes conditions.

La désinfection totale du sac lacrymal largement ouvert par la peau, bourré de gaze iodoformée ; au besoin sa cautérisation ignée, chimique (nitrate à fond), ou son extirpation, sont recommandables et préférables à la ligature, à l'occlusion galvanique des points lacrymaux qui reculent la difficulté. Les irrigations répétées des voies lacrymales, le pansement froid fréquent, irrigué presque continuellement (Lawrence, Terson père), la désinfection répétée du *nez ozéneux* (poudres, vapeurs alcooliques (menthol, eucalyptol), irrigations, pommades et huiles), s'imposeront. Les *dents* et la bouche infectes de certains sujets doivent être fréquemment nettoyées. La tabatière sera supprimée aux vieux priseurs larmoyants, si faciles aux complications infectieuses.

On devra préserver directement la plaie. C'est ici, qu'en plus du traitement de l'ectropion, des dermatoses ciliaires et palpébrales, des conjonctivites chroniques, on usera largement de la pommade iodoformée (1/50), de l'argyrol, du collargol, qui ont pour nous remplacé ordinairement les couleurs d'aniline.

La question d'un traitement *mercuriel* préventif, celle d'une injection *sérothérapique* générale et celle d'une *injection sous-conjonctivale préventive* (Darier), sont à discuter et à résoudre souvent par l'affirmative.

L'état général d'un blessé oculaire doit toujours être scruté avec soin. Il n'y a aucun doute qu'il n'y ait une prédisposition plus grande à l'infection et une plus grande gravité de cette dernière chez les diabétiques, les dyscrasiés, les alcooliques invétérés, les sujets atteints de suppuration articulaire chronique, etc. *L'examen des urines* et l'examen complet sont indispensables et fourniront des indications à remplir.

§ 2. — Plaie cliniquement infectée.

Lorsque la plaie présente des caractères d'envahissement infectieux, parfois très précoce, que la teinte sale de la cornée, l'aspect trouble de la chambre antérieure, la couleur louche de l'iris, enfin et surtout, apparition du plus mauvais augure et qui ne trompe jamais sur la gravité du cas, le *chémosis*, surgissent, celui qui continuerait à traiter aseptiquement ou même avec des agents d'intensité moyenne (iodoforme, sels organiques d'argent, couleurs d'aniline), cette plaie à tendances nouvelles, s'exposerait à peu près toujours à la perte de la cornée ou de l'œil. Certes nous ne nions pas que, sur certaines petites plaies infectées, mais bien plus rarement que sur les ulcères des enfants, l'application inamovible d'un pansement sec (Gama Pinto, Valude) ne provoque parfois l'arrêt de la complication ; parfois aussi (Kalt), la tarsorraphie agira sur une infection commençante : mais tout cela est exception. On ne doit pas unifier complètement le traitement des plaies infectées et des ulcères et abcès traumatiques de la cornée. Si le plus grave de tous, l'ulcère *phagédénique* des moissonneurs, provient ordinairement d'un traumatisme initial, les larges plaies oculaires, même infectées, ne se comportent pas de la même manière et leur traitement doit s'en inspirer sans prétendre à l'identité. La plaie *non pénétrante infectée* ressemble *seule* à l'ulcère à hypopion et, pour ce dernier comme pour elle, c'est souvent le moment où *la chambre antérieure s'ouvrira* qui marquera l'arrêt du mal et le début de la réparation. La plaie *pénétrante infectée* au contraire, vraie plaie opératoire avec chambre antérieure ouverte, enclavement ou accolement irien d'emblée, lésions des milieux, infection uvéale et vitréenne, ne bénéficierait plus des mêmes règles thérapeutiques : c'est elle qui sera traitée comme une *plaie opératoire infectée*,

La conduite à tenir sera résolument antiseptique, radicalement différente de celle à suivre avec les plaies non infectées : c'est par des pansements multipliés et non rares, c'est par l'action répétée et directe qu'une lutte serrée amènera la cicatrisation avec le minimum de dégâts.

Disons tout d'abord que le traitement des *annexes infectées* sera pratiqué sans relâche, concurremment avec celui de la plaie oculaire. Toute atténuation ou toute hésitation fera fléchir la marche au succès et reperdre le terrain gagné ou conservé.

Sur une plaie infectée, le traitement local varie forcément avec l'expérience personnelle, la mode thérapeutique et les fluctuations que lui impriment les découvertes et aussi une inlassable publicité pharmaceutique. Dans cette liste interminable d'agents anciens (1) et nouveaux, depuis les environs de 1878 jusqu'à nos jours, il y a de l'excellent, du bon, de l'équivalent, du mauvais, et la sélection nécessaire doit laisser la place à un empirisme raisonné, car *tous* les topiques adoptés jusqu'ici donnent parfois des preuves de leur impuissance. En marge il est donc nécessaire d'ajouter des desiderata.

En face d'une plaie largement infectée, les pommades. les huiles ne *mordent* plus sur ce genre de terrain et l'irritent ; nous sommes étonné que Gayet ait conseillé la classique pommade jaune contre les infections ordinaires non scrofuleuses. A la période floride tout au moins, nous ne l'avons vue compter que des insuccès.

Tout cela fait perdre du temps, donne des illusions, diminue les chances d'abortion du mal.

En dehors de quelques autres topiques de résultat irrégulier et, sur lesquels nous reviendrons, deux grandes catégories de collyres ont donné des succès dont la fréquence est plus évidente : ce sont les collyres *mercuriels* et les collyres *argentiques*.

Le nitrate d'argent, malgré les succès obtenus autrefois quand son application directe, mais difficile à limiter, remplaçait la cautérisation ignée, garde toute sa supériorité

---

(1) De Friess, *Les pansements antiseptiques en chirurgie oculaire*. Th. de Paris, 1882.

générale, sauf exceptions, dans les conjonctivites purulentes ordinaires ; il a reculé devant les sels *organiques* d'argent, moins irritants, pour les infections cornéennes.

Ces derniers ont quelques récents succès à leur actif : à la dose maximale, le collargol (Leloutre, de Lapersonne), l'argyrol (Darier, Maitland Ramsay), le protargol, moins bien toléré, ont, en instillations fréquentes, subintrantes, ou en comprimés, plus d'une fois amené la détente.

Les sels *mercuriels*, nous ont, malgré tout, encore semblé rester supérieurs. On ne les emploiera jamais en irrigations à *haute* dose : on en connaît le danger pour la cornée et les résultats aggravants. Sans doute à chaque pansement, une affusion ou une très douce irrigation du cul-de-sac à la canule aplatie et avec une solution *très faible* hydrargyrique (sublimé, cyanure ou oxycyanure à 1/10000 et à 1/5000), tiédie, pourra être utile. Les enveloppements chauds au sublimé (Landolt) ont donné des succès. C'est en instillations que nous appliquons les collyres mercuriels à haute dose. Les collyres au sublimé (Conradi, Scarpa, Sichel), au cyanure (Desmarres), étaient autrefois d'un usage courant. Pour nous, depuis vingt ans, nous les avons constamment employés et, de même que plusieurs confrères, nous avons vu souvent des infections des plus graves changer de tournure et céder assez rapidement à des instillations de sublimé à 1 0/00 (1 à 2 instillations par jour). Une fois même nous avons cautérisé directement une plaie sinueuse avec une sonde ouatée et munie de sublimé à 1/100, et avec un succès immédiat. Jocqs a cité des cas semblables (Congrès de 1891). Tout cela s'observe plus nettement encore pour les plaies opératoires menaçantes.

Mais, d'une part, ce moyen est assez douloureux et d'autre part, dans des cas en apparence identiques, il agit bien ou son effet reste incomplet. De plus il ne faudrait pas l'employer sur une cornée trop largement envahie qui ne supporterait plus ce topique, si puissant *au moment opportun,* car chaque heure perdue diminue les chances de succès. Depuis quelques années, nous obtenons les mêmes résultats, avec peu ou pas de douleurs, avec le *salicylarsinate de mer-*

cure (énésol), le même qui, comme antisyphilitique, nous a donné des résultats excellents, identiques à ceux obtenus par le biiodure et le benzoate, pour ne citer que ces deux sels solubles, car le calomel *indolore* nous donne ce que ne nous donnent pas ces derniers.

Nous avons instillé sans accident la solution telle qu'elle sort des ampoules, *larga manu* (1/2 ampoule). De même que Darier, nous avons fait des injections à petites doses (2 à 3 gouttes), le plus loin possible de la cornée.

La dionine en poudre, même sur la plaie (Darier), et en injection sous-conjonctivale, seconde ce traitement et y ajoute une analgésie prononcée, tout en favorisant nettement la réparation cornéenne que contrarie l'adrénaline.

Nous connaissons mal les résultats des bâtonnets d'iodoforme (Ostwalt) qui pourraient provoquer, malgré leur utilité, des opacités cornéennes (Haab).

De très nombreux produits ont été utilisés en instillations ou employés en *injection sous-conjonctivale* (trichlorure d'iode, iodate de soude, quinine, argyrol, huile biiodurée, bleu de méthyle, etc.).

La thérapeutique mercurielle sousconjonctivale (Gallenga, Secondi 1889, Reymond, Darier, Abadie), si usitée dans ces dernières années, nous a (injection de sublimé, de cyanure, d'énésol, etc.), soit par *gouttes*, soit à doses *massives* (de Wecker), donné des résultats évidents, mais nous l'avons vu échouer souvent et même aggraver la situation, lorsque la cornée était trop largement envahie.

Les injections *salées*, où l'acoïne supprime la douleur, ne nous ont pas paru supérieures aux injections sous-conjonctivales mercurielles et même aux injections de dionine. Nous les employons cependant lorsque l'œil ne peut pas ou ne peut plus supporter les injections mercurielles, ou si ces dernières ne donnent pas le résultat attendu. Angelucci les recommande vivement (1).

Les injections *d'air* utilisées pour des kératites, par Köster, Chesneau, et pour les ulcères cornéens, par Terson père et J. Terson, donnent une sédation marquée et parfois

____

(1) ANGELUCCI, *Rivista ital. d'Ottalmol.*, 1907.

un arrêt des phénomènes infectieux. C'est un moyen à ne pas négliger au début, à condition de ne lui demander que ce qu'il peut donner.

Comme collyre irien, quand il y a infection marquée avec iritis, l'emploi du myotique (de Wecker) qui semble avoir (ésérine) un effet assez net pour diminuer la sécrétion conjonctivale et l'infection cornéenne, sera, forcément remplacé par l'atropine. Mais on n'abusera pas de cette dernière, car certainement l'infection cornéenne en subit une influence aggravante.

Comme analgésie, en plus de la dionine, la chaleur humide (le pansement humide constamment mouillé d'eau bouillie chaude et muni d'un taffetas imperméable et léger), les sangsues, tous les moyens calmants et hypnotiques sont recommandables. La méthode de Bier, avec constriction du cou, n'a pas donné des résultats très nets (Reumer) sur les ulcères traumatiques.

De plus, l'état général sera surveillé, les *urines* examinées de temps en temps, les toniques (quinine, quinquina) et tous médicaments appropriés à un état anormal administrés.

Si les moyens locaux et généraux précédents ne paraissent pas *rapidement* suffire ou doivent être d'*emblée* supposés *insuffisants*, on pensera soit à modifier le *terrain*, soit à agir *chirurgicalement*.

Les moyens modificateurs du terrain infecté sont de deux ordres : d'une part les moyens médicamenteux, d'autre part la thérapeutique sérothérapique.

Tout comme pour certaines infections post-opératoires, le traitement mercuriel intensif (frictions, injections de sels solubles ou insolubles, en particulier l'injection de calomel indolore) est recommandable et c'est à lui que nous nous en tenons.

Les préparations de collargol (pommade de Crédé) ne nous ont pas encore donné de résultats nets en frictions. Le collargol à l'intérieur, les injections intraveineuses, supérieures aux injections sous-cutanées qui donnent de fréquents abcès (Netter), pourront être indiqués si la panophtalmie est menaçante.

Nous avons plusieurs fois prescrit les levures de bière et de vin sans pouvoir leur attribuer l'action décisive observée par d'autres (Bérard).

On se rappellera, pour les utiliser le cas échéant, les intéressantes expériences de L. Dor (1) montrant que l'administration de l'iodure à l'intérieur rend les animaux réfractaires à la panophtalmie. La dose préventive pour l'homme serait de 3 à 4 grammes par jour.

La thérapeutique par les ferments métalliques injectés dans les tissus est encore tout à fait à son début.

La *sérothérapie* est enfin entrée en ligne. Römer de Würzburg (1902) s'y est particulièrement attaché et en a obtenu les meilleurs résultats préventifs, puisqu'un lapin qui a reçu une injection de sérum antipneumococcique ne réagit pas à une inoculation cornéenne avec du pneumocoque : l'injection, faite 8 heures après l'inoculation, l'enraye ou la retarde.

Les sérums antistreptococcique, antipneumococcique, antidiphtérique, antistaphylococcique et autres, ont été employés par Boucheron, Hanazis, Darier, Klemperer, Calderaro, Axenfeld, Roure, Sanz-Blanco, Oliveres, Fromaget, Deutschmann, etc., dans une foule de maladies oculaires infectieuses. L'historique complet de la question se trouve dans le travail récent de Teulières (2).

Comme Darier, ce dernier auteur a employé, *quelle que fut la nature de l'infection*, le « sérum le plus digne de confiance et que l'on se procure le plus facilement, le sérum anti-diphtérique. Une étude attentive des observations montre que son emploi ne fait courir aucun danger au malade et que son action est au moins égale à celle des autres sérums. On fera surtout des injections sous-cutanées, de 10 à 20 centimètres cubes répétées plus ou moins souvent, suivant les cas. Les injections sous-conjonctivales sont mal supportées : les instillations ont *peut-être* une influence heureuse.

La sérothérapie générale, non spécifique, augmente les

(1) L. Dor, *Bull. de la Soc. franç. d'opht.*, 1901.
(2) M. Teulières, *La sérothérapie dans les infections oculaires graves*, Th. de Bordeaux. 1907.

moyens de défense de l'organisme et agit localement par les anticorps. Elle est un excellent agent thérapeutique, mais elle n'est souvent qu'un *bon moyen adjuvant qu'il faut allier aux méthodes usuelles*.

L'injection de sérum doit être faite le plus tôt possible après le début de l'affection ou même comme moyen prophylactique préopératoire ou post-traumatique. Elle calme les douleurs, arrête la marche de l'infection ; les leucomes se forment plus vite, sont plus transparents et moins étendus que de coutume ».

Axenfeld, de l'étude de 185 cas (1905), conclut que les ulcères au premier degré bénéficient seuls de la séro-thérapie, tandis que les ulcères plus avancés guérissent rarement avec elle. Monbouyran a rapporté (1908) des cas favorables à la méthode.

N'ayant à nous occuper que du traitement des plaies infectées de la cornée, les résultats précédents, quoique sur un terrain non identique, nous intéressent cependant à plusieurs points de vue.

Malgré le vague qui s'attache aux observations *lorsque toutes les médications ont été employées simultanément* et même avec une multiplicité déconcertante, il paraît démontré :

1° Que la sérothérapie, quel que soit le sérum, s'il est convenablement préparé, n'a pas aggravé l'état des malades ;

2° Que quelquefois son emploi a été suivi d'une modification appréciable dans la marche de l'infection qui a paru s'arrêter et que l'état général et local a été amélioré.

Il serait logique de pratiquer *l'examen bactériologique* de la suppuration. Si nous en croyons les travaux précédents, il ne serait pas indispensable de le faire, puisque le sérum antidiphtérique a, sur la marche des kératites à hypopion, la même influence que le sérum antipneumococcique (Darier, Teulière).

La sérothérapie, quelle qu'en soit la nature, a besoin du temps pour se maintenir dans la thérapeutique journalière. Bien des plaies infectées ont guéri sans elle et la lecture minutieuse des observations n'entraîne pas toujours une conviction différentielle absolue.

La question au point de vue préventif et curatif en est au même point que celle des injections de sérum *antitétanique*, encore controversée en chirurgie générale.

Aussi ne peut-on, avec ou sans sérothérapie, supprimer tout traitement *chirurgical*. Il différera suivant que la chambre antérieure sera *ouverte* ou *fermée* d'emblée.

Si la chambre antérieure *n'a pas été ouverte*, on continue le traitement sur l'ulcère. Des innombrables topiques employés (acide phénique, chlorure de zinc, teinture d'iode, eau iodée, eau oxygénée, sels mercuriels, etc.) dont la liste est interminable et qui, tous, ont procuré quelques succès, jusqu'à la bile de lapin (Gabrielidès, Morax), nous retenons surtout les instillations et frottages légers au sel mercuriel (sublimé, énésol), combinés à la dionine, toujours utile, et aux injections sous-conjonctivales de dionine et de sel mercuriel. Le sulfate de zinc à 1/5 (Éperon) a récemment donné (1) de brillants succès, comme caustique limité à la partie malade, « caustique intelligent » ou *électif*, comme nous disons plutôt : en France.

La péritomie partielle, les scarifications profondes *du chémosis, sa* cautérisation ignée, sont des adjuvants tout comme les *injections sousconjonctivales*,

Le raclage, le curettage, le frottage, l'irrigation prolongée (dite curettage hydraulique) ont donné des succès, tout comme la paracentèse cornéenne, renouvelée des Grecs, le drainage de la chambre antérieure avec un crin de Florence (Bourgeois (2), Rollet), les lavages antiseptiques intraoculaires, l'extraction à la pince de l'hypopion consistant. Abadie, G. Martin, Darier, Dianoux (3) ont donné les plus utiles conseils pour combattre énergiquement les premières manifestations infectieuses aussi bien pour les plaies opératoires que pour les plaies traumatiques à chambre antérieure ouverte. L'emploi, à des profondeurs variables, du galvano-

---

(1) Éperon, Un traitement efficace de l'ulcère à hypopion, *Soc. Fr. d'Opht.*, 1907.

(2) Bourgeois, *Soc. Fr. d'Opht.*, 1892.

(3) Dianoux, Traitement des plaies infectantes de l'œil, *Soc. fr. d'Opht.*, 1892.

cautère, du thermo-cautère, du lavage de la chambre antérieure et même de l'intérieur de l'œil avec des solutions
antiseptiques très fortes, parfois du sublimé à 1/1000, ont
permis de préserver des yeux de l'exentération ou de l'é-
nucléation.

Le *chauffage* simple, conseillé par nous en 1897, a été
vanté par Bourgeois.

Certes la cautérisation *ignée* de Martinache et Gayet est
particulièrement utile sur les bords jaunâtres d'une plaie
anfractueuse et infectée *avec chambre antérieure ouverte*
(Abadie). Dans le cas où la chambre antérieure est fermée et
où le traumatisme s'accompagne de phagédénisme et d'hypopion, la cautérisation simple nous a parfois réussi au début.
Mais, dans les cas avancés, *on doit traverser* l'ulcère à son
centre, ce qui suffit souvent à guérir si l'on rouvre la chambre antérieure les jours suivants avec un stylet olivaire ou la
boule du couteau lacrymal ou en enlevant l'exsudat-bouchon
à la pince (*transfixion ignée* de G. Martin (1), *fistulisation*
ignée de Terson père). Si l'on fait en effet une *vaste* cautérisation *en surface*, surtout au *thermo*-cautère, plus brutal que
le galvano, les cornées trop malades ne la supportent
pas, ou bien la maladie continue et on répète alors avec
Abadie : « Dans les kératites vraiment infectieuses avec
hypopion, la cautérisation ignée est insuffisante et certainement moins efficace que le procédé de Sœmisch » (2),
Mais il en est différemment pour la *perforation ignée*.

Le procédé systématisé par Sœmisch a vu en effet se réduire le nombre de ses partisans, car il donne des enclavements angulaires très favorables au glaucome.

Il a fait, comme les autres, des miracles devenus peu à
peu irréguliers.

Sur une cornée infiltrée presque toute entière, la cautérisation espacée (Abadie) permet ordinairement d'éviter la
panophtalmie.

Le recouvrement conjonctival (Schöler, Kuhnt) a été
utilisé. De Berardinis (3), Sgrosso ont, dans des cas d'ul-

---

(1) G. MARTIN, *Congrès opht. internal. de Milan* (1880) et *Journ. de Méd. de Bordeaux*, 1880-1881. — TERSON père, *Arch. de méd. de Toulouse*, 1900.
(2) ABADIE, *Leçons de clinique opht.*, p. 9, Paris, 1881.
(3) DE BERARDINIS, *Ann. di Ott.*, 1906.

cère post-traumatique résistant à tout,excisé une plaque de cornée et greffé un lambeau de cornée de lapin maintenu en place par un décollement conjonctival. Le résultat aurait été bon.

Toutes ces manœuvres n'ont que des indications spéciales et individuelles.

L'iridectomie précoce (de Graefe,Bettremieux, Truc) faite en pleine période infectieuse, a paru quelquefois, peutêtre en agissant comme paracentèse ou fistulisation, être suivie d'un arrêt du mal. Outre que les interventions sur le tractus uvéal nous semblent peu recommandables sur un œil enflammé, car elles pourraient,un jour ou l'autre, se terminer par l'ophtalmie sympathique,nous préférons reporter l'iridectomie à la *période de réparation,* mais le plus tôt possible, afin de rendre au malade, *avant la fin de sa cure,* une certaine vision et de mettre la nutrition de l'œil en état plus satisfaisant.

Nous repoussons l'énucléation, car plus d'une fois la *staphylectomie* sera préférable plus tard.

Telle est, à l'heure actuelle, dans la thérapeutique médico-chirurgicale des plaies *cornéennes* infectées, ce qui surnage de moins mauvais ; mais, si parfois des succès splendides se produisent, le leucome étendu de la cornée suit parfois aussi des manœuvres identiques dans des cas identiques.

Le pronostic du *grave ulcère phagédénique post-traumatique* reste incertain, car nous ne parlons pas des innombrables ulcères suppurés, mais bénins, qui, mélangés aux autres, permettraient de surprenantes affirmations et d'imposantes statistiques.

La conduite à tenir pour les plaies *sclérales* s'inspirera des remarques précédentes ; mais, s'il y a complication infectieuse, c'est l'infection du tractus uvéal et du corps vitré qui domine. C'est en partie pour la prévenir qu'on a recours aux manœuvres opératoires que nous allons examiner.

II. — L'OCCLUSION CHIRURGICALE
DES PLAIES DE L'ŒIL

Pratiquée par un pansement, fût-il adhérent (collodion, colles gélatinées, bandelettes adhésives), l'occlusion est intermittente, d'un effet coupé par chaque levée de pansement, par chaque déplacement ou desserrement si habituel chez les obèses et chez les malades remuants qui veulent frotter leur œil ou vérifier l'état de la vision, sans parler d'un pansement mal fait. Une coaptation plus directe, une protection contre l'infection secondaire, voire sympathique, et les cicatrices vicieuses, ont été réalisées par deux méthodes.

La première est immédiate : c'est la *suture directe* des lèvres de la plaie ;

La deuxième est médiate, elle vise à protéger la plaie, sans toucher ses bords, en l'enfermant dans un *sac conjonctival* ou *palpébral*.

§ 1. — La suture directe.

Les plaies de l'œil ne devraient pas échapper à cette condition générale qui veut qu'une plaie guérisse plus vite et plus correctement quand ses bords ont été coaptés par des fils. Cependant la « suture de l'œil », malgré sa fréquence croissante, n'est pas d'une application constante, quoique presque tous les ophtalmologistes contemporains l'aient pratiquée.

Sans parler des obstacles à l'intervention nés de la délicatesse et de l'irritabilité du terrain, l'expérience de toutes les époques démontre que des plaies de l'œil, même assez étendues, guérissent sans aucune espèce de suture. Bien des chirurgiens ne l'ont pas conseillée ou l'ont déconseillée. « Les plaies pénétrantes de l'œil nécessitent souvent l'énucléation. Les antiphlogistiques locaux, les ap-

plications froides, le collyre à l'atropine, constituent à peu
près nos *seules* ressources thérapeutiques », nous dit Til-
laux dans sa *Chirurgie clinique* (t. I). Les paupières, exactement immobilisées ou même soudées chirurgicalement,
réalisent en effet une excellente coaptation auxiliaire et un
mode naturel de protection.

La suture sera dangereuse dans son exécution pour de
très vastes plaies intéressant le corps vitré, si le matériel
et la main du chirurgien ne sont pas sûrs. *Primo non nocere.*

Mise en place, un écueil attend la suture. Les fils coupent quelquefois avant la cicatrisation, quoiqu'ils tombent
souvent en la laissant faite. Le catgut stérile, « conservé dans
un bouillon de culture » (Fage, Lefrançois), utile puisqu'on n'a pas à le couper, trop gros est mauvais, trop fin
se résorbe parfois trop vite; quelquefois le nœud se desserre.
Il prend de plus un aspect puriforme qui masque la plaie
sous un magma peu engageant. Le catgut chromé est à
peine plus solide. Les fils rigides (métal, crin de Florence) sont blessants.

Nous utilisons, au lieu du catgut, de fins filaments résor-
bables de *tendon de Renne* dont la conservation est plus
prolongée, chose capitale pour les plaies sclérales.

L'œil étant composé des tissus les plus divers, il n'y a pas
à comparer le mode d'action et les résultats d'une suture cornéenne, sclérale, conjonctivale. Une cornée régulièrement
coupée se cicatrise en quelques jours, sans suture : la conjonctive a la plus grande tendance à la reprise spontanée : la
sclérotique largement rompue, même sans effraction conjonctivale, reste plusieurs semaines mal coaptée, mais, en
10 à 12 jours, on obtient souvent avec la suture ce qu'on met
trois semaines à obtenir sans elle (Lefrançois).

La suture aurait pour principal avantage, hormis les cas
où elle est *indispensable* pour réunir des plaies absolument
déchiquetées, de transformer une plaie ouverte en plaie fermée et de s'opposer à l'*infection secondaire*. Mais, outre
qu'un certain nombre de plaies infectées d'emblée la dé-
commandent, les manœuvres qu'elle nécessite, pourraient,
ainsi que l'irritation du fil à demeure, engendrer des accidents sympathiques (Leber).

Si l'idée a évidemment hanté l'esprit de tous les ophtalmologistes, l'exécution ne paraît guère remonter très haut (1833) et, comme pour d'autres opérations oculaires plus importantes, elle n'a attendu ni l'anesthésie locale ou générale, ni l'antisepsie, pour se produire. Mais il est hors de doute que ces dernières conditions l'ont vulgarisée.

Suture sclérale. — Barelti (1833), Pommeroy et Bowman (1856), Critchett (1860), ont obtenu des succès par la suture directe des lèvres de la plaie sclérale : ils démontraient en plus la vérité de ce que de Graefe avait soutenu en 1854 : les plaies pénétrantes de la sclérotique n'entraînent pas forcément la perte de l'œil, contrairement aux assertions de Mackensie et d'autres auteurs. Les travaux qui ont le plus avancé la question sont ceux de Lawson (1869), qui pratique la suture *de dedans en dehors* avec un fil à double aiguille, de Windsor (1871) qui réunit des plaies béantes même depuis des mois entiers, de Pooley (1873) qui préfère la suture *épisclérale*. Galezowski pratiquait systématiquement la suture sclérale *totale* de la manière la plus simple, tantôt avec des fils d'or, tantôt avec des fils de soie cirés, tantôt avec du catgut. La thèse de Fribourg (1), le traité d'Yvert et une communication récente à notre Société (1891) résument sa pratique. Nombre de chirurgiens de tous pays ont publié des observations de sutures sclérales, comme Galezowski, Kerzendorfer, Badal (2), Puech, Flemming, Abadie et bien d'autres. Beaucoup ont dû en faire sans les publier. Fage préfère aussi ordinairement la suture sclérale totale (3). Son élève Lefrançois, se basant sur les études de Franke montrant que la *choroïde* fournit d'importants éléments de cicatrisation, dit même qu'il est préférable de la comprendre dans la suture (4). — La suture sclérale affronte cependant les plans choroïdiens mais peut favoriser des *plis rétiniens* et de plus l'épisclère donne de suffisants matériaux de prolifération.

Suture cornéenne. — Ses débuts ont suivi des plaies opé-

---

(1) Fribourg, *De l'emploi de la suture dans le traitement des plaies pénétrantes de la sclérotique.* Th. de Paris, 1879.

(2) Cieutat, *La suture scléroticale.* Th. de Bordeaux, 1884.

(3) Fage, Résultats immédiats et tardifs de la suture scléroticale. *Annales d'Oculistique*, 1891.

(4) Lefrançois, *Pronostic et traitement des plaies perforantes de l'œil.* Th. de Paris, 1897.

ratoires. Déjà Dieffembach, après avoir enlevé un leucome
par kératectomie, Wilde, après la staphylectomie (1847),
Critchett plus tard pour la même opération, plaçaient des
sutures cornéennes, limbaires ou scléro-cornéennes. Wil-
liams (1867) les a appliquées aux plaies cornéennes pour
l'extraction de la cataracte et a eu quelques imitateurs.
Pour les *traumatismes*, la suture *cornéenne* a été ordinairement considérée comme inutile. Cependant quelques
chirurgiens, entre autres Galezowski, Gillet de Grandmont,
Fromm, Adamük, A. Trousseau, Everbusch (1),Bourgeois,
se sont attachés à réunir les plaies cornéennes à la soie
ou au catgut, le plus souvent dans les cas où la cornée,
dilacérée, n'avait pas de tendance à la cicatrisation rapide.
A. Trousseau et J. Terson l'ont faite dans un but *hémostatique*, après une hémorragie expulsive prolongée. D'autres
chirurgiens ont d'ailleurs souvent, comme nous, pratiqué la
suture *épisclérale* sans la publier, et elle se trouve recommandée, dans les divers traités de chirurgie oculaire et les
thèses sur le traitement conservateur des yeux blessés.

Cependant beaucoup préfèrent ordinairement, à moins
de plaies extrêmement étendues, la suture *conjonctivale* et
s'y tiennent exclusivement.

Suture conjonctivale. — La réunion de la conjonctive est
généralement faite en même temps que celle de la sclérotique blessée qu'elle recouvre (suture scléro, épiscléro-con-
jonctivale) ; d'autres préfèrent faire *deux plans* de sutures,
l'un scléral, l'autre conjonctival, ou par des incisions libératrices plus ou moins éloignées, dégager la conjonctive,
si elle est trop adhérente et fragile pour ne pas être suturée
« sans se faire prier », et la fixer au-devant de la plaie sclérale pour éviter les pressions aléatoires de la suture sclérale
ou, si la sclérotique est suturée, faire un plastron conjonctival précicatriciel.

Parmi les chirurgiens qui ont conseillé la suture conjonctivale exclusivement, citons Schweigger (2), Snell (3),
Menacho, Panas, Norman Hansen, etc.

(1) Everbusch, Beitrag zur Behandlung der penetrierenden Quetsch und
Schnittwunden der Hornhaut und Lederhaut. *Münch. med. Wochenschrift*,1891.
(2) Silex, Ueber perf. Wunden der Cornea u.Sclera,*Berlin. klin. Woch.*1888.
(3) Snell, On the closure of the sclerotical wounds by suturing the conjonc-
tiva only, *Ophthalm. Review*, 1887.

Certains instillent du sublimé ou interposent un disque au collargol sous la suture (Maytland Ramsay).

Nous employons de petites aiguilles courbes, à chas fermé (le chas ouvert se désenfilant parfois au moment décisif), du *tendon de Renne* 00 ou des soies noires 00 et 000 (stérilisées en tubes dans la vapeur d'alcool, procédé Robert) au lieu de catgut.

Les fils sont passés, sans nœud, dans l'aiguille; le porte-aiguille de Galezowski est préférable ici au porte-aiguille de Sands, à ressort assez violent, qui nous sert pour les opérations musculaires et palpébrales. Enfin la *pince en U* utilisée par Desmarres pour des sutures kératoplastiques, reprise par Lucas-Championnière et Panas (se servir d'un modèle à griffes très réduit), est souvent indispensable. Elle fait « tremplin » en saisissant à plat et en étendant les lambeaux, l'aiguille passe entre ses branches, sans que la pression évacuante du passage du fil se communique aux parties profondes. La pince érigne, *un crochet* (Kerzendorfer) (1), de fines pinces à griffes serviront, le cas échéant, à sa place.

Nous préférons parfois aux doigts d'un aide, notre blépharostat souple et léger, à enlèvement instantané, ou de petits releveurs.

L'anesthésie générale sera employée chez un adulte pusillanime ou un enfant intraitable. Les vomissements et la lutte qu'elle entraîne, n'ont aucune bonne influence, avant ou après la suture.

L'anesthésie locale, où *l'adrénaline* doit absolument être jointe à la cocaïne (avec la stovaïne les plaies saignent beaucoup et l'insuffisance relative de l'anesthésie est très nette à notre avis), se fera par instillation à 1/20, puis par une injection à 1/100 en piquant et en *décollant* la conjonctive d'abord très *loin de la plaie.*

Les fils sont en nombre variable. Pomeroy, Galezowski n'utilisaient ordinairement qu'*un* fil.

Pour les plaies sclérales peu étendues, nous nous bor-

(1) KERZENDORFER, Zwei Fälle von penetr. Wunden der Sklera. *Archiv f.* Aug., 1878.

nons autour de la petite plaie profonde, à une *bourse conjonctivale* à la soie noire fine que nous préférons à la
suture entrecoupée simple qui sectionne trop vite la conjonctive et laisse sourdre le corps vitré. Soit avec un fil
à double aiguille, soit avec une simple aiguille enfilée,
nous exécutons une course circulaire à travers les tissus
conjonctivaux. On serre l'*anse* et la conjonctive s'adosse à
elle même, se coapte sur une large surface, forme un vrai
plastron-bouchon protecteur, au lieu d'un fragile revête-
ment souvent éraillé.

Pour les plaies plus vastes, nous traversons la sclérotique dans ses couches superficielles et moyennes (fils in-
terlamellaires) sans dépasser la sclérotique et nous prenons la conjonctive, préalablement dégagée par des incisions libératrices, avec les mêmes fils.

Nous avons plusieurs fois employé *seuls* ou recouvrant
une suture profonde, une vaste bourse conjonctivale ou un
procédé consistant à dégager un large pont de conjonctive
qui vient couvrir la plaie scléroticale. Il est essentiel que
la grande incision libératrice qui restera souvent non suturée soit éloignée le plus possible de la plaie. C'est cette
méthode que nous allons maintenant étudier.

§ 2. — Occlusion par autoplastie conjonctivale.

Pour détruire le parallélisme entre la plaie extérieure et
la plaie profonde, pour éviter les ectasies, les fistules, les
« cicatrices à migration », protéger la plaie contre l'infection secondaire, couper la communication vitréenne tout
en assurant la coaptation rapide, des *incisions libératrices*,
de véritables transferts de la conjonctive en *nappe* compor-
tant toutes les *variétés autoplastiques* (ponts, bourses, glis-
sements, lambeaux pédiculés, hétéroplasties, etc.), ont en
effet complété ou transformé la suture.

De Wecker a réalisé, il y a plus de 30 ans, dans l'opération du staphylome cornéen, la coaptation et la protection
de la plaie par la suture en bourse de la conjonctive bul-
baire disséquée. On sait de plus qu'il employait la suture

en bourse après l'énucléation. Toutefois ce n'est qu'en 1894 qu'il a insisté (1) sur l'occlusion conjonctivale *totale* pour des *blessures* cornéennes où l'occlusion *partielle* lui semblait impossible à pratiquer. Il la laissait en place 6 à 8 jours, tant que les fils ne coupaient pas, et a fait tantôt la suture en bourse, tantôt la suture entrecoupée.

Schöler paraît avoir le premier (2) délibérément utilisé l'autoplastie conjonctivale, de forme et d'étendue variées, sur diverses lésions cornéennes et iriennes (ulcères, staphylomes débutants, prolapsus, etc.) et aussi pour des *traumatismes* (plaies cornéennes et sclérales).

Kuhnt a consacré, dès 1885, une série de recherches et d'observations, à cette méthode opératoire dont il a multiplié les indications, les procédés et les observations. On les trouvera exposés dans sa remarquable monographie (3) et dans une série de travaux et de thèses (4).

Da Gama Pinto, Ed. Meyer, Snellen père, Weiss, Norman Hansen (hernie du corps ciliaire recouverte de conjonctive et guérie avec excellent résultat visuel) (5) entre autres, ont publié des faits de cet ordre. La discussion de la Société ophtalmologique d'Heidelberg (6) est à rappeler.

Pour une très vaste blessure irrégulière de la *cornée*, Gorecki, après résection de l'iris, « eut l'idée de profiter d'un lambeau conjonctival détaché par la blessure elle-même pour recouvrir partiellement la plaie cornéenne *au moyen de la muqueuse suturée à celle du point opposé* de la cornée (7) ». L'œil fut conservé, ainsi que la vision.

A. Trousseau, au cours d'une opération de *staphylome* cornéen où, comme d'autres auteurs, il a cherché par la formation de lambeaux cornéens, à assurer une forme plus

(1) De Wecken, Traitement des blessures de la cornée par l'occlusion conjonctivale, *Soc. d'opht. de Paris*, nov. 1894 et *Ann. d'Ocul.*, 1894.

(2) Schöler, *Jahresbericht der Jahren 1876 et 1877*.

(3) Kuhnt, *Über die Verwertbarkeit der Bindehaut in praktische und operative Augenheilkunde*, Wiesbaden, 1898, Bergmann.

(4) Dissertations inaugurales de R. Cohn (Königsberg, 1900), de Haarland (Tübingen, 1901), de Hartmann (Tübingen, 1904) et de P. Kahlweiss (Königsberg, 1905).

(5) Norman Hansen, *Centralblatt f. prakt. Augenheilk.*, 1896.

(6) *Ophtalm. Gesellschaft. Heidelberg.*, 1898.

(7) Gorecki, *Soc. d'opht. de Paris*, 3 juillet 1888.

régulière au moignon, a recouvert la plaie par la suture en
bourse. Il ajoutait en terminant son observation (1). « La
possibilité de se servir de la conjonctive comme moyen de
protection avait été établie *pour les plaies accidentelles
scléro-cornéennes*. Il est maintenant prouvé que cette membrane peut servir de moyen de contention pour des lambeaux cornéens et de protection pour de vastes plaies opératoires ; qu'elle constitue un merveilleux pansement occlu-
sif favorisant la cicatrisation de la cornée, qui, recouverte
par elle, ne perd pas sa transparence. »

Rohmer, Maitland Ramsay ont utilisé le procédé de
de Wecker.

Pour certaines plaies opératoires (cataracte), Kuhnt a
recommandé diverses autoplasties conjonctivales à pont.

Pour les *blessures* superficielles, *non pénétrantes*, Kuhnt
a parfois supprimé la partie cornéenne blessée ou infectée
et l'a recouverte d'un lambeau conjonctival. Il emploie un
couteau *creux* semblable à une gouge de menuisier, pour
nettoyer et évider la région malade et la recouvrir d'un lambeau conjonctival pris dans le voisinage ou même sur un
autre individu. Certains opérateurs font la toilette, l'apla-
nissement, « le lit » du lambeau au thermo ou au galvanocautère.

Pour les blessures *pénétrantes*, si la blessure est sclérale,
très récente ou même datant de quelques jours, Kuhnt ex-
plore avec grand soin le canal de la plaie, après large dé-
gagement conjonctival, avec une sonde boutonnée, pour
vérifier si l'uvée n'a pas été atteinte.

Il débarrasse la plaie de tous les débris éventuellement
apportés par le traumatisme (car il déclare avoir trouvé à
ce niveau profond des débris de cil, d'épiderme et de petits
corps étrangers). Il désinfecte antiseptiquement (cyanure)
et profondément, ébarbe, suture la sclérotique au catgut
et, sur elle, la conjonctive à la soie.

Si la cornée est blessée, après excision ou réduction éven-
tuelle de l'iris, Kuhnt pratique des englobements conjonctivaux de forme et de siège variés, parfois complets ; il

____

(1) A. TROUSSEAU, Opération contre le staphylome de la cornée permettant
la conservation de la membrane. *Soc. d'opht. de Paris*, 8 mars 1892.

déclare les avoir pratiqués dès 1885 et avoir décrit ces procédés « mit Wort und Bild » au cours de la discussion du travail de Ed. Meyer (*Soc. opht. d'Heidelberg*, 1892).

Comme matériel, il emploie la soie noire, la plus fine et la plus molle, et, s'il y a trop de traction, pratique des incisions libératrices sises au moins à un centimètre du limbe. Les fils tiennent 5 à 6 jours. Schmidt, Schanz, Siewers, etc., ont obtenu aussi de bons résultats par ces procédés.

Nuel a conseillé (*Annales d'Oculistique*, 1888), mais surtout pour les cicatrices cystoïdes, de recouvrir leur emplacement par un tablier de conjonctive attiré par une ligature spéciale qui chemine de chaque côté du limbe pour venir se nouer du *côté opposé* à la rupture scléro-cornéenne.

§ 3. — Occlusion palpébrale.

C'est la paupière-pansement. Ce pansement est inamovible si on a procédé à la soudure tarsorraphique méthodique. Il ne saurait être que temporaire si on n'a fait qu'une *ligature* sans avivement, une *infibulation* des bords palpébraux, simplement « ficelés ». Les anciens ont souvent réalisé ce dernier procédé soit avec des ligatures saisissant horizontalement des plis cutanés (mais ces fils coupent vite, de plus ce genre d'occlusion favorise l'entropion et l'irritation cornéenne), soit en pénétrant en pleine paupière ce qui ajoute le frottement des fils sur la cornée, inconvénient atténué si on passe les fils sur le milieu de la margelle ciliaire, sur l'espace intermarginal.

Jacqueau (1) et d'autres ont employé ce procédé pour les opérations de cataracte chez les indociles et les aliénés.

Ces procédés rudimentaires et momentanés ne constituent que des moyens de fortune.

La tarsorraphie totale, née des canthorraphies de Walther, a été, comme nous l'avons établi (2), pratiquée par Lisfranc pour masquer et comprimer un staphylome (3). Il est, jusqu'à

---

(1) JACQUEAU, Suture palpébrale après l'opération de la cataracte. *Cong. int. d'opht.*, Paris, 1900 ; TORNATOLA, *Soc. ital. d'opht.*, 1902.

(2) A. TERSON, *Chirurgie oculaire*, 1900.

(3) LISFRANC, *Gazette des hôpitaux*, 1836.

plus ample informé, le premier qui ait fait, non seulement une tarsorraphie complète, mais une tarsorraphie contre une affection *cornéenne*.

Puis vint la période du traitement tarsorraphique de l'ectropion avec Mirault et surtout Huguier et Maisonneuve qui exécutèrent la tarsorraphie moderne en respectant les cils au lieu de procéder à des avivements conjonctivaux ou à des résections brutales et complètes du bord palpébral.

Les tarsorraphies partielles, monnaie de la tarsorraphie totale, ont été systématisées par Bowman (1871), puis par Panas, comme tarsorraphies médianes ; Terson père et nous-même avons, dans bien des cas, en particulier dans la paralysie faciale, préféré la tarsorraphie interne, suffisamment protectrice et donnant à l'œil un aspect presque normal.

Verneuil (1) a conseillé la tarsorraphie contre certaines irritations sympathiques. Kalt (2) la reprend pour divers ulcères cornéens et communique un cas où elle a d'emblée été pratiquée pour une plaie oculaire chez un enfant.

Rochon-Duvigneaud, sur d'assez nombreux blessés, et, à sa suite, Monthus (3), l'ont systématiquement appliquée au traitement des grands traumatismes de l'œil, surtout chez les enfants.

Au point de vue *technique*, c'est la tarsorraphie médiane médio-interne ou médio-externe, suivant le siège de la plaie, qu'on choisira, en ayant soin de la faire plutôt *trop étendue* et de la réduire, si elle ne se réduit pas ou ne s'étire pas d'elle-même.

Nous exécutons exclusivement la tarsorraphie en saisissant à la pince érigne le rebord palpébral postérieur à l'extrémité choisie et en découpant, souvent d'un seul trait, avec des ciseaux courbes, très pointus, très fins et très tranchants, la languette à enlever. Nous enlevons les fils de soie le 5ᵉ jour. Les autres procédés sont plus laborieux

(1) VERNEUIL, De la blépharorraphie dans certains cas d'ophtalmie sympathique. *Gaz. hebdomadaire*, 1874.

(2) KALT, La tarsorraphie comme traitement des affections septiques de la cornée. *Soc. d'Opht. de Paris*, 3 mars 1896 et 6 juin 1905.

(3) A. MONTHUS, De l'heureux effet de la tarsorraphie sur certains traumatismes du globe. *Archives d'opht.*, 1906 et ROCHON-DUVIGNEAUD, *Soc. d'opht. de Paris*, 1905.

et moins précis. L'injection sous-cutanée de cocaïne adrénalisée atténue les sensations pénibles. Chez les enfants, l'opération si courte comportera une anesthésie générale rapide (chlorure, bromure d'éthyle) ou prolongée, sinon on maintiendra, vétérinairement, un enfant, toujours indocile, qu'il souffre ou non, si la plaie oculaire ne risque pas de péricliter au cours de la lutte.

§ 4. — Indications générales.

Pour la *cornée,* nous ne sommes partisan de la suture qu'en cas de plaies très étendues, difformes, à sections multiples, « *en vitre cassée* », à chevauchement et avec tendance au *renversement* du lambeau. Les plaies régulières guériront aussi vite et aussi bien sans la suture, qui pourrait parfois servir de fil conducteur à une infection ectogène conjonctivale.

L'englobement, l'encellulement par des lambeaux conjonctivaux de forme diverse, est logique sur la partie de la blessure accompagnée de *prolapsus irien.* Un pont conjonctival, parfois un lambeau pédiculé pourront être fixés au-dessus de lui, dans le cas où cette pratique sera reconnue opportune.

A l'enfouissement de la cornée sous une calotte conjonctivale *complète,* toile d'araignée éphémère, on préférera ordinairement la tarsorraphie, quand elle sera acceptée.

Pour les plaies *scléro-cornéennes,* la suture au niveau de la région sclérale suffira souvent sans lui joindre la suture cornéenne. Cette suture sera conjonctivale ou épisclérale et parfois remplacée par une vraie autoplastie.

Pour les vastes plaies *sclérales,* lorsque la conservation de l'œil, trop souvent illusoire, a été décidée, la suture conjonctivale en bourse, en *adossant* bien à elle-même la conjonctive largement dégagée conviendra aux *petites* plaies. Pour les plaies plus étendues, la suture épiscléroconjonctivale sera indiquée s'il y a un entrebâillement considérable et surtout si les plaies ont une *direction oblique* ou *verticale* qui favorise leur écartement.

Pour nous, la formule générale est la suivante : *suture si* la plaie *baîlle* : protection avec *déplacement autoplastique*, si la plaie *ne baîlle pas*. Il y a cependant quelques exceptions ou modifications suivant les cas particuliers.

Quand il n'y a pas un grand entrebâillement, une résection conjonctivale sur un des bords de la plaie permettra de venir fixer à sa place un pont conjonctival formé par des incisions libératrices et qui, comme un bandage ou une ceinture, viendra reposer au-devant de la plaie sclérale et la cacher tout entière.

S'il y a de vastes plaies du corps ciliaire, mais si l'œil a une vision remarquable résultant de ce que la plaie n'a pas dépassé le corps ciliaire, on pourra tenter la conservation en recouvrant la plaie quelquefois d'un vaste lambeau conjonctival.

La tarsorraphie pourra, le cas échéant, *remplacer* ou *compléter* toutes les interventions précédentes. Permettant, sans froissement de la plaie, les soins réguliers et peu à peu une inspection très suffisante, elle protège l'œil, l' « assure » contre toute pression intempestive du malade ou de l'entourage, contre les examens visuels imprudents, contre le desserrement ou la pression inégale du pansement. Pour les sujets brutaux, inintelligents, irresponsables, séniles, ayant perdu le « selfcontrol », pour les enfants, cette méthode presqu'*indispensable*, sera supérieure aux méthodes jusqu'ici préconisées. Elle est *superposable* aux autres, dans les cas où ce double plan de protection est jugé nécessaire et elle a un effet compressif utile sur les cicatrices à tendance *éclatique*. Elle n'aggrave rien et s'ajoute à tout, s'adaptant dans son étendue et son siège à ceux de la région blessée et n'interdisant aucun moyen d'action. C'est l'échafaudage qu'on fera sauter à la moindre menace d'ophtalmie sympathique, mais qui restera à sa place tant que l'on voudra, sans se dérober.

Il est à peine besoin de dire que, mis à part les cas où il vaut mieux énucléer, la présence de corps étrangers intra-oculaires, une infection déjà avancée, une iridocyclite en évolution que ces manœuvres pourraient rendre sympathisante, sont des contre-indications à la suture du globe.

Les *résultats tardifs* de la conservation d'un globe, largement blessé, sont parfois surprenants (surtout s'il s'agit de plaies par éclat de verre), le plus souvent médiocres, quelquefois désastreux. Si l'on n'est pas doués d'un optimisme à l'épreuve de la vérité, on ne pourra pas toujours attribuer formellement à la suture le bon résultat final, ni porter avec elle un pronostic certain.

Il semble que toute plaie oculaire est justiciable de la réouverture, d'un nettoyage général, de sutures compliquées et que la méthode sanglante vaut incomparablement mieux que les pansements simples, l'asepsie, la protection tarsorraphique.

Tout cela équivaut aux discussions des chirurgiens sur le meilleur traitement de la fracture de la rotule. Pour un chirurgien de profession, d'éducation ultra moderne, il est entendu qu'il faut ouvrir l'articulation, suturer la rotule de diverses manières, et que cette méthode, simple, facile, efficace, constitue le traitement de choix.

En réalité, comme Ricard l'a fait remarquer (1), cette question n'intéresse que les chirurgiens, que *quelques* chirurgiens, et pour la majorité des praticiens, le traitement des fractures de la rotule reste, modernisé, ce qu'il était autrefois.

De même, pour les plaies de l'œil, même pénétrantes, les sutures ne seront pratiquées qu'avec un bon matériel, une bonne anesthésie, dans les cas où on sera sûr que la suture ou l'autoplastie, dans son indication et par son exécution, ne pourra aggraver la situation et sera, au contraire, réellement utile, ce qui ne se produit que si elle est appliquée *d'urgence* et d'une manière *correcte*.

Sinon les moyens simples, l'énucléation dans les cas très étendus, la cure pacifique et patiente par les pansements, aidés au besoin d'une tarsorraphie, seront préférables.

Il n'est pas encore démontré que, même conduites dans toute leur rigueur, les diverses méthodes de suture donnent un pourcentage de résultats *tardifs* incomparablement

(1) RICARD, Pourquoi, dans la pratique courante, la fracture de la rotule ne doit pas être traitée par les méthodes sanglantes, mais reste encore soumise aux anciens moyens thérapeutiques. *Gaz. des Hôpitaux*, 1903.

supérieur à ceux du traitement purement médical et, si l'on conserve plus d'yeux, c'est d'abord parce qu'on est moins décidé qu'autrefois à l'énucléation préventive. Nous avons la conviction, que, sans toucher à la plaie, en se contentant de traiter tous les yeux blessés, conservables, par la tarsorraphie, c'est-à-dire par le *pansement inamovible idéal*, on aurait des séries supérieures à celles, déjà belles, que donnent cependant les plaies purement et simplement traitées par le bandeau, les myotiques, l'asepsie et l'antisepsie, les pommades iodoformées faibles, égales ou supérieures à celles où on a employé les sutures directes.

L'avenir nous l'apprendra.

Il nous apprendra aussi dans quelle mesure *comparative*, le traitement aseptique simple, la suture, l'autoplastie conjonctivale, la tarsorraphie, jouissent d'un pouvoir *préventif* contre l'ophtalmie sympathique dont les uns et les autres semblent avoir déjà diminué la fréquence.

Le temps mettra à sa place *la valeur pratique* des divers modes d'occlusion chirurgicale post-traumatique et dira s'il faut en rabattre de nos espérances ou en concevoir de nouvelles.

Pratiquée *d'urgence* (1) avec nettoyage complet, désinfection soignée, l'occlusion chirurgicale est le meilleur parti à prendre. Malgré elle, bien des résultats *tardifs* obligent encore à la suppression organique qu'on espérait éviter, et il faudrait compter avec les résultats, non plus tardifs, mais *très éloignés* et avec les mauvais résultats assez précoces, obligeant à une énucléation rapide, sinon devancée par les accidents sympathiques.

Et cependant quelques résultats splendides se produisent par la conservation des grands traumatismes scléraux, parfois sans suture, fait qui rend difficile l'appréciation certaine de la part qui lui revient dans l'excellence du résultat.

Peu à peu, sorti des tentatives exceptionnelles qui en faisaient une méthode pleine de séduction, mais difficile à

(1) J. TERSON, De l'urgence et la technique de la suture dans les plaies pénétrantes de la sclérotique. *Arch. méd. de Toulouse*, 1901.

conseiller, à imiter, à apprécier, le dossier de la suture oculaire en ses divers modes se constitue peu à peu et nous croyons désirable la suture, toutes les fois qu'elle est possible, sans danger de son fait. En plus des contre-indications infectieuses, toutes les fois que son exécution ou sa persistance pourront être considérées comme nocives, on s'abstiendra : dans le doute, on la pratiquera, même si elle pouvait être inutile.

Sachant qu'elle n'est pas toujours réalisable et qu'elle est toujours d'une exécution délicate, le chirurgien aura besoin de tout son tact et de toute son expérience pour les variations à lui apporter, pour les indications et la technique opératoire.

III. — LA HERNIE DES MEMBRANES INTERNES

Le traitement de la plaie pénétrante ou de la rupture avec hernie comporte une détermination nouvelle. Que faire du prolapsus ?

Faudra-t-il réintégrer les parties expulsées, les inciser, les réséquer, les cautériser, les abandonner à leur atrophie spontanée partielle et aussi à un enclavement irien, irido-capsulaire, ciliaire (situation pleine d'éventualités graves, comme l'hypertonie secondaire rebelle, l'infection tardive subite à la manière des phlegmons par leucome adhérent, l'ophtalmie sympathique), respecter le prolapsus en le recouvrant, si possible, d'un voile conjonctival protecteur, autant de plans qui s'offrent, dès la première minute, à l'esprit pénétré de la gravité de la situation et préoccupé par l'embarras du choix.

Le « réduire ou le détruire » (Lejars), ébarber, « simplifier la plaie » (Forgue et Reclus), autant de formules brillantes, sinon creuses, dont l'application a même entraîné des accidents sympathiques, avec cécité plus ou moins complète.

Voilà une perspective que les chirurgiens généraux n'envisagent que rarement parce que dans les autres régions du corps où une *intervention immédiate* s'impose, ils ne se heurtent guère au danger d'annihiler l'organe opposé.

Il est donc nécessaire d'établir des divisions, d'autant plus que les enclavements iriens peuvent se diviser (1) en deux classes : l'enclavement *simple* et l'enclavement *blessé*, dont la dernière est plus favorable à l'ophtalmie sympathique.

(1) VACHER, Enclavements de l'iris et ophtalmie sympathique. *Soc. fr. d'opht.*, 1898.

§ 1. — Plaies intéressant la chambre antérieure avec accolement irien.

Le plus ordinairement, au traitement habituel des plaies, on joindra l'usage prolongé des myotiques. La pilocarpine ne nous a jamais paru entraîner d'irritation. L'ésérine au contraire favorise la formation de synéchies et même une réaction plus ou moins violente, quoique non obligatoire. En solution huileuse (Panas, Scrini), préparée par le procédé d'Hallot, les réactions sont moins fréquentes.

L'emploi prolongé des myotiques suffit assez souvent à prévenir et à rompre toute adhérence sphinctérienne à la cornée, mais presque jamais à supprimer toute adhé-rence de la partie moyenne, *extrasphinctérienne*, de l'iris, avec une plaie paracentrale ou périphérique de la cornée. Or cette adhérence est la plus dangereuse.

Doit-on varier suivant le siège central, paracentral, pé-riphérique, de l'adhérence, l'emploi des collyres, substituer les mydriatiques aux myotiques, les faire alterner pour faire basculer l'adhérence ? Le plus souvent l'usage de l'atropine est dangereux. Aussi, comme par le rétablissement de la chambre antérieure et les progrès de la guérison naturelle, les adhérences cèdent souvent sans elle, nous ne croyons pas à la nécessité formelle du mydriatique au début. Nous employons d'abord à peu près toujours le myotique, quelque soit le siège de l'adhérence : nous lui substituons plus tard, pour établir le bilan de la synéchie ou de l'enclave-ment, ou s'il y a réaction vive, une atropinisation prudente. Les collyres n'agissent guère sur l'iris que si la chambre antérieure est fermée et, d'autre part, le myotique, *dans n'importe quelle plaie de la cornée*, rétrécit la pupille et at-tire l'iris en arrière, tandis que l'atropine repousse l'iris contre la cornée et l'angle de filtration. De nombreux cas d'hypertonie post-traumatique sont dus à l'atropinisation.

Une faible adhérence irido-cornéenne ne présente pas toujours un danger considérable ou du moins on en voit persister indéfiniment sans aucun accident. La question d'une iridectomie à son niveau, si l'adhérence en vaut la

peine, iridectomie généralement tardive (car une iridec·
tomie sur un œil irrité et traumatisé peut parfaitement
donner des propagations sympathiques), se posera plus
tard.

Il en est de même des synéchotomies antérieures qu'on
n'exécutera jamais avec un crochet tranchant, dangereux
pour le cristallin transparent. Habituellement nous section-
nons la bride irienne sur notre couteau à cataracte à tranchant convexe et laissons la section cornéenne incomplète,
avec pont, si nous ne voulons pas faire l'iridectomie, second
temps opératoire nécessaire s'il y a une vaste adhérence
qui, si on ne la sectionnait pas ou si on ne l'arrachait pas
(iridorrhexis), n'aurait que trop de tendance à reprendre sa
place.

Un enclavement iridocapsulaire ou capsulaire est également sectionnable de la même manière, avec cette liberté
que, *le cristallin n'existant plus*, une plaie étroite pourra,
si on ne veut ou ne peut utiliser le procédé précédent, donner passage à la pince-ciseaux qui coupe l'adhérence plus
nettement que les faucilles et même que les couteaux qui, si
bien aiguisés qu'ils soient, coupent incomplètement, faute
de plan résistant et méritent les réflexions que Bourjot-
Saint-Hilaire faisait dans son voyage ophtalmologique à
Londres en 1836 en voyant opérer péniblement Guthrie
par les antiques procédés d'iridotomie au couteau, qu'on
a essayé de réacclimater sous le nom d'iridosclérotomie.

Ces procédés laissent en effet souvent des enclavements
à peine entamés, et trop vite ressoudés.

§ 2. — Plaie avec hernie irienne.

Si la plaie est récente, « du jour », la *résection* de la hernie est indiquée. On désinfectera l'iris, puis on excisera
(jamais d'incision simple) le prolapsus, après avoir légèrement tiré sur ses bords, au ras de la plaie, en plusieurs
coups et avec reposition soignée des angles sectionnés.
Panas employait ordinairement un crochet coudé pour char-
ger l'enclavement, que la pince ordinaire à iris ne saisit que

trop superficiellement, d'où excision très peu satisfaisante. Si l'on emploie la pince, on tirera fortement pour *étaler* le prolapsus. Le crochet reste insuffisant pour tenir en main le prolapsus. L'instrument que nous préférons, *mais seulement pour les grands* prolapsus, est la *pince-kystectome* de Terson père, qui, munie de plusieurs dents à sa partie *inférieure* concave, *s'empare* de tout le prolapsus et le maintient solidement *sur plusieurs points à la fois.* On nous permettra d'appeler l'attention sur cette application nouvelle d'un instrument d'une utilisation toujours plus fréquente.

Très exceptionnellement on débridera légèrement la plaie au couteau mousse ou aux ciseaux mousses à la Daviel pour faciliter la résection dans les meilleures conditions possibles.

En somme on cherche à réduire l'intervention à une iridectomie classique. Mais il faut agir *sans retard*, car tout retard aggrave la prédisposition sympathique. Aussi, lorsque l'enclavement date de plusieurs jours, y a-t-il ample matière à réflexion.

Si l'iris prolabé est déjà infecté, toute idée de réduction s'évanouira. On ne réduit pas un épiploon infecté qui traîne au dehors. Mieux vaut faire le *traitement des plaies infectées*, ou si, manifestement, l'infection est *limitée* à la partie extraoculaire, réséquer très largement ou « volatiliser » la partie herniée par la cautérisation ignée totale.

Fage (th. de Lefrançois) conseille d'exciser les hernies non adhérentes et de cautériser les hernies adhérentes.

Un certain nombre de maîtres sont abstentionnistes. De Wecker ne touchait presque jamais aux enclavements. J'ai détruit un enclavement de la moitié de l'iris qu'il avait laissé subsister près d'une année et que le malade m'a supplié de supprimer tellement il gênait les mouvements de la paupière supérieure. Plus d'une fois, en effet, la résection (de Wecker, Chevallereau) ou la cautérisation ignée d'un enclavement (1) a été suivie d'une ophtalmie sympathique. Sans doute on a pu voir l'ophtalmie sympathique survenir après un enclavement irien laissé intact,

(1) A. Trousseau, Ophtalmie sympathique et galvanocautère. *Soc. fr. d'ophtalmologie,* 1898.

mais les cas sont plus fréquents lorsqu'on sectionne l'enclavement. Nous-même, après avoir, sans incident ultérieur, réséqué d'énormes enclavements après l'extraction simple, avons une fois vu, à l'hôpital, une iridocyclite sympathique suivre la résection d'un enclavement qui datait d'une semaine. De tels faits, sans compter ceux qui ne sont pas mis au jour, obligent à de la circonspection en ce qui concerne l'intervention *tardive* sur les enclavements, alors surtout que l'extraction de la cataracte avec plaie cornéenne et iridectomie correcte d'emblée n'entraîne à peu près jamais d'ophtalmie sympathique. Nous ne l'avons jamais observée sur près de six cents extractions personnelles dont plus de deux cents faites sans iridectomie, mais parfois avec enclavement. Les cas d'ophtalmie sympathique post-traumatique ou post-opératoire sont surtout ceux où une plaie juxtaciliaire, avec prolapsus, est restée *longtemps ouverte* et où il y a eu *intervention retardée* sur la hernie.

Ne touchez pas à l'iris. Réduisez ou détruisez. Recouvrez de conjonctive ; voilà les trois partis en présence.

Quant à l'antique procédé qui consistait à élever et abaisser à maintes reprises la paupière supérieure l'œil étant exposé à la vive lumière, pour profiter des mouvements de rétraction de l'iris enclavé, sous l'influence lumineuse, son action est peu sûre (1).

La *réduction*, à tenter d'urgence, outre sa rare réussite durable, peut infecter la chambre antérieure et ce taxis n'est pas toujours sans des dangers mécaniques sur lesquels il est inutile d'insister. Le *désenclavement*, après réouverture de la plaie, présente aussi des éventualités fâcheuses.

La *destruction*, par résection ou cautérisation ignée, *cure radicale* de la hernie, est logique, si on la pratique d'une manière précoce, ou d'urgence. Lorsque le prolapsus est ancien, nous préférons (s'il est peu développé, si on le voit de semaine en semaine maigrir sous les myotiques et le pansement compressif) nous abstenir. Mais, si, comme chez le malade auquel nous faisions plus haut allusion, ce prolapsus est tel qu'il gêne considérablement et indéfiniment, on

(1) Terc, *Soc. d'ophl. de Paris*, 1908, et Rochon-Duvigneaud, in Dauban, thèse de Paris, 1899.

sera bien obligé de le détruire. On profitera, d'une part, de la rareté relative des accidents sympathiques dans ces conditions, et on cherchera de plus un procédé qui, dans une certaine mesure, soit moins avivant que la résection, moins insuffisant pour les *énormes* enclavements que la cautérisation ignée qui les « agace » souvent sans les détruire.

Dans plusieurs cas, à l'imitation de ceux qui touchaient les prolapsus avec des caustiques chimiques, nous avons usé avec succès du crayon de nitrate d'argent mitigé après avoir préalablement enduit la cornée d'une couche d'huile de vaseline. Nous cautérisions prudemment l'enclavement au crayon, puis neutralisions à l'eau salée. Deux ou trois séances ont suffi à faire disparaître des enclavements considérables. Aussi, *quelle que soit l'incertitude qui s'attache à toute intervention sur un enclavement ancien* (hypertonie, accidents sympathiques, etc.), c'est encore ce procédé qui nous a paru le moins mauvais de tous pour les enclavements *anciens*.

Les opérations de recouvrement durable de certains enclavements (Gama Pinto, Norman Hansen, Kuhnt, Meyer, etc.) par des lambeaux ou des ponts conjonctivaux, sont recommandables lorsqu'elles sont possibles. Le pseudo-ptérygion qui en résulte, est toutefois disgracieux, dans les cas que nous avons vus.

La *tarsorraphie* étendue est, nous l'avons dit (*Chirurgie oculaire*), « le bandeau le plus compressif, le plus élastique, le plus permanent et le plus naturel pour l'œil et le seul bon moyen d'immobilisation des paupières ». Cette méthode pleine d'avenir trouvera, combinée aux myotiques, une utile indication temporaire lorsqu'on ne pourra pas ou ne devra pas détruire la hernie uvéale. Lorsqu'elle sera acceptée, elle constituera une ressource précieuse à la fois pour atrophier les enclavements, diminuer l'irritation qu'ils peuvent subir de la part des influences extérieures et peut-être avoir le rôle préventif contre la sympathie que toutes les autres méthodes n'ont pu réussir à éviter.

Lorsqu'il y a de vastes enclavements du *corps ciliaire*, et *d'autres membranes*, à moins qu'ils ne soient totalement

sous-conjonctivaux ou puissent le devenir opératoirement
et durablement, l'énucléation s'imposera d'ordinaire.

Après une *expulsion* traumatique *totale* de l'iris, on trai-
tera l'œil par les moyens conservateurs ; dans un cas
observé par nous et où le cristallin est resté transparent et
parfaitement à sa place, alors que par une vaste rupture du
limbe, l'iris tout entier s'était échappé, la vision persista et
la cicatrisation fut rapide.

IV. — LES PLAIES AVEC LÉSION CRISTALLINIENNE

Le traumatisme ouvrant la coque de l'œil, aura pu déplacer ou opacifier le cristallin.

Les *déplacements* produits sans ouverture du globe, par une violente contusion, ne rentrent pas dans notre recherche actuelle, mais les plaies et surtout les ruptures se compliquent fréquemment d'une subluxation, d'une luxation rétro ou préirienne, d'une migration sousconjonctivale (luxation extraoculaire), parfois d'une projection de la lentille à distance (expulsion).

L'ouverture de la capsule et l'émission plus ou moins abondante de la substance cristallinienne prédisposent notablement à l'hypertonie et aux complications infectieuses.

Tout cela impose de nouveaux devoirs thérapeutiques.

Envisageons d'abord les cas où le cristallin est déplacé en bloc, sans perforation capsulaire qui bave.

La conduite *immédiate* à tenir est assez variable.

Dans le cas où le cristallin est luxé dans la chambre antérieure, il pourra être utile de l'extraire tout de suite, quoiqu'on l'ait vu les jours suivants repasser derrière la pupille; quels que soient les dangers de cette extraction le corps vitré étant ouvert, il ne sera pas moins ouvert si on la recule et pendant tout le temps de l'expectation, l'organe déplacé provoquera de l'hypertonie et gênera la coaptation de la plaie. Si l'œil n'a pas des lésions telles que l'énucléation soit préférable à tout, on agrandira au besoin la plaie d'un coup de ciseaux mousses à la Daviel, comme de Wecker l'a conseillé. Le couteau mousse tiraille davantage, la pince-ciseaux mâche la cornée. Puis, avec une anse, celle de Taylor qui tient le moins de place, ou celle de Millée, si on craint de laisser échapper la lentille, on pêche ce cristallin à l'épuisette. Lorsque la plaie cornéenne baille facilement, il nous est arrivé de retirer la lentille d'un seul coup de crochet, après avoir *à peine* déprimé *une* des lèvres de la plaie avec une spatule. Ce procédé non pénétrant est évidemment le moins blessant de tous.

L'abstention temporaire est admissible, si le cristallin ne gêne pas manifestement la tendance à la guérison.

L'aspiration pourrait être exceptionnellement le procédé de choix pour un cristallin très ramolli.

Luxé en *arrière* de l'iris, rarement enclavé dans la pupille, le cristallin déplacé sera réservé généralement à une intervention tardive.

Certains cristallins devenus flottants dans un corps vitré liquéfié à la longue, seront extraits, après fixation à l'aiguille et après avoir mis le malade dans les positions les plus inusitées (1). Mais toutes ces manœuvres ne sont que des suites *éloignées* des plaies de l'œil.

Projeté hors de la coque, *expulsé*, une personne ramasse le cristallin (Trélat), ou le malade le trouve sur sa manche, tableau renouvelé de celui des ophtalmies purulentes présentées sans cornée et avec cristallin prêt à sortir. Dans les cas d'expulsion traumatique, au contraire des cas précédents terminés par staphylome total, on voit des yeux conserver une forme et une vision satisfaisante. Briola considère cette terminaison favorable comme la règle.

Nul doute qu'on ne doive traiter cette plaie, parfois compliquée de renversement de l'iris ou de prolapsus, comme on traiterait une extraction de cataracte dans les mêmes conditions.

La suture pourrait être conseillée, mais nous devons dire que le seul cas que nous avons suivi, a guéri rapidement, sans suture. C'était une extraction spontanée de cataracte dans sa capsule.

Luxé sous la conjonctive, à la suite des ruptures sclérales (2), ou même dans la capsule de Tenon (4 cas connus),

(1) A. TERSON, De l'extraction des cataractes flottantes. *La Clinique ophtalmologique*, 1898.

(2) Dans certains pays d'élevage, les coups de corne de vache en sont « la cause la plus fréquente » (H. Dor). Sachs cite cette étiologie 23 fois sur 97 cas de rupture, Müller 11 fois sur 45. Schmidt en a étudié 59 cas. Fuchs et J. Terson ont rapporté des observations où les *deux* yeux furent atteints successivement. Les dissertations inaugurales de BERTRAM (Göttingen, 1901), de BOENNER (Halle, 1902), de F. HARTMANN (Tübingen, 1905) sont consacrées aux « Kuhhornverletzungen des Auges ».

très généralement le cristallin sera laissé un certain temps en place. Dans une rupture sousconjonctivale, il est indispensable de ne pas transformer cette plaie fermée en une plaie ouverte, par suite compliquée, qui, fréquemment, si on ouvre la poche conjonctivale protectrice, s'aggravera d'une iridocyclite. L'ophtalmie sympathique se produit très rarement, mais réellement, comme suite d'une plaie où le plus minutieux examen ne trouve aucune porte d'entrée conjonctivale ; elle est plus fréquente avec les plaies qui ne sont pas d'emblée sousconjonctivales. De plus, la plaie sclérale aura peu de tendance à l'effusion du corps vitré, si l'opération n'est faite qu'après quelques semaines.

Aussi les auteurs conseillent presque tous d'attendre le moment opportun. Certains sont éclectiques (1) et pensent que si l'inflammation s'accuse ou si des douleurs névralgiques et même des accidents sympathiques surviennent inopinément, il faut intervenir le plus promptement possible. Briola rapporte ainsi des cas où, l'extraction du cristallin pratiquée entre le huitième et le quinzième jour, trois fois le troisième jour et deux fois au bout de vingt-quatre heures, n'a pas été funeste et a paru mettre un terme aux accidents, comme si le cristallin avait joué le rôle de corps étranger.

Outre que cette interprétation n'est pas indiscutable, il nous semble qu'il n'y a pas lieu d'ouvrir d'emblée la coque conjonctivale, si elle est hermétiquement close. S'il y a déjà une plaie conjonctivale assez vaste, on pourra extraire sans pression le cristallin ectopié et, après désinfection de son emplacement, terminer par une suture épiscléroconjonctivale soignée.

Sichel, de Graefe et d'autres ont cité des cas où la luxation sousconjonctivale était incomplète et où une partie du cristallin *enclavé dans la plaie* restait intraoculaire. Même retardée, l'extraction de la lentille entraînait une légère issue de corps vitré.

Il est indiqué, de façon à éviter le *parallélisme* des plaies, de faire l'incision conjonctivale loin de la rupture sclérale.

(1) Briola, *La luxation sous-conjonctivale du cristallin*. Th. de Paris, 1879.

La suture conjonctivale pourra être faite. Dans deux cas traités par nous, elle ne fut point exécutée et le résultat final fut cependant bon.

Certes il existe de nombreuses observations où le cristallin déplacé a été indéfiniment conservé ou finalement éliminé. Cependant, au bout de quelques semaines, lorsque toute ecchymose sera dissipée, qu'il n'y aura aucune menace d'irritation sympathique et qu'on supposera la plaie sclérale solide, le malade devra être soumis à l'ablation logique de ce corps étranger.

A côté des déplacements, il y a la lésion *directe* du cristallin, la *cataracte traumatique ouverte*, parfois d'ailleurs aussi déplacée. Le cas typique si fréquent est celui de l'enfant chez lequel une plaie, faite avec un couteau ou des ciseaux, entre autres agents, montre, *à la fois*, une plaie ciliaire et cornéosclérale de dimensions variables, un renversement de l'iris à ce niveau, sur un bord de la plaie un petit enclavement, un hypoéma, un cristallin trouble ou même une plaie engluée de bouillie cristallinienne. L'infection rapide, l'infection tardive et l'ophtalmie sympathique ne sont pas très rares dans ces conditions.

Nous n'avons pas à nous occuper ici du traitement complet de la cataracte traumatique, si bien étudié devant vous par Haltenhoff (1) et qui a provoqué une précieuse discussion.

Pour les yeux qui mériteront d'être conservés, si l'accident est *très récent*, on iridectomisera les parties enclavées, mais ne touchant au cristallin blessé que s'il s'élimine déjà en partie de lui-même, transformant ainsi la situation en une opération de cataracte avec iridectomie. Si cette conduite ne paraît pas indiquée après examen complet du cas, on se bornera à la désinfection soignée et au traitement *complet* des plaies pénétrantes. Lorsque, dans ces cas, l'agent infectant a inoculé d'emblée le corps vitré, une exentération termine la cure.

Quand la destruction de l'œil est décidée, l'exentération

---

(1) HALTENHOFF, Traitement de la cataracte traumatique. *Rapport à la Soc. franç. d'ophtalmologie*, 1891.

très précoce ou l'énucléation seront pratiquées. Nous avons suivi plusieurs fois chez l'enfant le premier procédé, plus consolant, sans avoir eu à constater d'accidents sympathiques.

Lorsque la cataracte traumatique provoque l'*hypertonie*, même si, comme on doit toujours le faire, on n'a instillé des mydriatiques qu'en connaissance de cause, en aidant l'atropine de l'action assouplissante de la cocaïne, son extraction est indiquée, lorsqu'une large iridectomie préparatoire, *mais sclérotomique*, à la Graefe, n'aura pas suffi. Les myotiques réussissent rarement en pareille occurrence. Dans le cas où, vu la rupture préalable de la zonule, il y aurait, pour une simple iridectomie, issue vitréenne forcée, les sclérotomies diverses seront préférées.

Lorsqu'on le pourra, on utilisera la plaie, après l'avoir agrandie d'un coup de ciseaux et l'on fera passer l'iridectomie par les enclavements.

De Wecker remarquait (Congrès de 1894) que les cataractes traumatiques *abandonnées à elles-mêmes* donnaient de meilleurs résultats que les autres. Aussi agira-t-on *presque exclusivement* par une *large iridectomie préparatoire*, ou la main forcée par les événements.

Les remarques de H. Dor dans son récent article sur la cataracte traumatique (1) nous semblent aussi d'une justesse parfaite.

On se rappellera la résorption plus facile chez les *enfants* et on n'interviendra sur le cristallin, que dans la mesure où il complique la coaptation de la plaie, où il favorise l'infection, où une intervention sur la lentille ne créera pas de nouvelles éventualités.

Les corps étrangers du cristallin seront envisagés avec la thérapeutique des corps étrangers intraoculaires.

On s'abstiendra de toute intervention pour les minuscules cataractes capsulaires antérieures, indéfiniment stationnaires, qu'on observe de temps à autre après les piqûres cornéennes pénétrantes.

(1) H. Dor, Lésions traumatiques du cristallin. *Encyclopédie française d'ophtalmologie*, t. VII, 1907.

V. — LES PLAIES COMPLIQUÉES DE
CORPS ÉTRANGER

L'adjonction d'un corps étranger *pariétal* ou *cavitaire*, transforme complètement la situation, et il est exact de dire, avec Rohmer, que *le traitement de la plaie elle-même passe au second plan*.

Cette *complication* des plaies ne sera que mentionnée, vu le rapport excellent de Coppez père (1). Les récents progrès dans l'exploration physique et dans la thérapeutique du même ordre obligeront à un rapport ultérieur sur le traitement des corps étrangers oculaires ou seulement intraoculaires. Les derniers traités de Chirurgie oculaire, déjà très suffisamment renseignés sur ce sujet, les Encyclopédies récentes, les monographies (Haab, Hirschberg, Béal) fournissent des documents qui, unis à ceux qu'apportent les périodiques (H. Coppez et Gunzburg, Morax, etc.) et la pratique journalière, sont assez précis pour l'attendre.

Bornons-nous à un schéma des indications générales et des modifications que l'*éventualité* ou la *présence* réelle d'un corps étranger apporte au traitement d'urgence de la plaie.

1° **Corps étranger pariétal.** — Pour la cornée, n'insistons pas sur l'extraction des corps étrangers ordinaires et les précautions qui assurent la réparation aseptique de leur emplacement, tout en rappelant les difficultés qu'on éprouve pour les corps étrangers rectilignes (épine, piquants de châtaigne), cassants, traversant perpendiculairement la cornée, atteignant la chambre antérieure et nécessitant des procédés spéciaux (Gayet, Terson père, Roure, Deschamps).

Quant aux corps étrangers *multiples* (explosion de poudre, de dynamite), on est obligé de procéder à des ablations *espacées*, en surveillant le degré d'irritation consécutive et

(1) Coppez père, *Rapport à la Soc. fr. d'opht.*, 1890.

en limitant l'infection, toujours menaçante, pour arriver à une suppression qu'il vaut mieux laisser quelquefois inachevée. Il faudra se garder de vouloir tout faire en une fois.

Les corps étrangers de la sclérotique sont souvent tolérés et nous avons observé un corps étranger métallique placé depuis près de 25 ans dans la sclérotique ciliaire, que Després avait refusé d'extraire et que le malade nous pria de supprimer parce qu'il blessait la paupière supérieure !

Dans l'iris, une iridectomie enlèvera contenant et contenu. *Sur* l'iris (fragment de couteau à cataracte) nous avons vu Panas pêcher élégamment à la curette le débris métallique. On utilisera au besoin l'électro-aimant.

Pour le *cristallin*, voici une partie des conclusions de Terson père (1) :

La présence d'un corps étranger de très petit volume dans le cristallin n'exige pas toujours une intervention immédiate, mais elle commande une grande surveillance, parce qu'il peut surgir à l'improviste de graves accidents.

L'intervention *immédiate* s'impose, quand le corps étranger est volumineux, quand sa position fait redouter un déplacement possible ou dès qu'apparaît le moindre signe d'infection.

L'opportunité de l'intervention existe, quoiqu'il n'y ait pas nécessité absolue, dès que l'opacification de la lentille est suffisante pour faire craindre de perdre de vue la position exacte occupée par le corps étranger.

L'emploi de l'aimant ou de l'électroaimant est seulement justifié quand le corps étranger (magnétique) occupe les couches superficielles du cristallin.

Il semble qu'aujourd'hui l'emploi méthodique des divers modèles d'électro aimant puisse plus constamment seconder ou remplacer l'intervention.

2° Corps étranger rétrocristallinien ou rétroirien. — Après aseptisation et protection de la plaie, on se préoccupera :

1° De la présence d'un corps étranger ;

2° De son siège ;

(1) Terson père, Des corps étrangers du cristallin : Indications de l'intervention opératoire, *Archives d'Ophtalmologie*, 1892.

3° De sa nature magnétique ou non, commandant ou non, l'extraction à l'électroaimant de volume variable (Hirschberg, Haab) ;

4° De sa mobilité ou de sa mobilisation possibles.

Mieux que toute autre méthode, la radioscopie et la *radiographie* nous renseignent désormais de la manière la plus précieuse. Dans ces cinq dernières années, nous n'avons eu, dans une dizaine de cas, qu'à nous en louer hautement.

La *nature* du corps étranger se déduit des commémoratifs, de l'examen de la plaie, parfois de celui de l'instrument traumatisant (nous avons vu chez le Pr Haab une collection d'outils où, pour les outils *neufs*, on retrouvait exactement plus tard, en leur confrontant le corps étranger retiré, la bavure qui avait sauté). Les essais de mobilisation seront également le fait du grand électroaimant de Haab ou de celui de Schlösser que nous possédons depuis longtemps ; de plus on sait que l'électroaimant provoque éventuellement, en cas de corps magnétique, quelques sensations localisatrices. On fera donc tout pour savoir si le corps est magnétique ou non et on l'extraira le plus tôt possible avec l'aimant approprié et toutes les précautions aseptisant ces manœuvres.

Le volume, le siège, tout cela est donné par la radiographie compétente et méthodique exécutée *en diverses positions* et comparée à celle du *côté sain.*

Elle est l'*unique* ressource qui nous ait éclairé dans les trois éventualités suivantes :

1° Le fond de l'œil est *invisible* à l'ophtalmoscope ou bien il y a un vaste décollement rétinien.

2° Il y a un corps étranger *ignoré*, qui n'a pas déterminé les douleurs habituelles, ou qui, comme dans un de nos cas, est minuscule, fixé dans la rétine, et n'est qu'*au début* visible à l'ophtalmoscope, sans plaie apparente du globe, vrai corps étranger « cryptogénétique ».

3° L'œil a été traversé de part en part et ne contient *plus* de corps étranger.

Dans le dernier cas, nous considérons comme une règle de ne plus énucléer, sauf tendances sympathiques.

Quand il y a un corps étranger *non* magnétique, si sa

position radiographique n'est pas accessible à l'extraction à la pince-curette (A. Terson 1894, Holth, Vacher et Capmas); contrairement à Boucheron, Tornatola, Lodato et d'autres, nous croyons que tout œil contenant un ou plusieurs grains de plomb dont l'extraction sera impossible ou avec des dégâts excessifs, doit être exentéré ou mieux énucléé (1), sauf panophtalmie, car nous connaissons des cas où l'expectation, en d'autres mains, a plusieurs fois amené des ophtalmies sympathiques *tardives* avec cécité.

La protection de la plaie, sa désinfection, sa suture, ne sont pas, pour nous, des garanties suffisantes.

Nous avons énucléé, avant la radiographie, des yeux contenant depuis longtemps des corps étrangers ignorés. Une fois même, le corps étranger (épine) occupait tout le diamètre antéro-postérieur de l'œil.

Nous avons eu parfois aussi à énucléer des yeux qui paraissaient *vidés* et contenant cependant un volumineux corps étranger (gros éclat de fonte, de boulon), *incrusté* dans l'intérieur de la sclérotique.

Avant la radiographie, souvent nous étions mal fixé dans les cas où un grain de plomb *non* pénétrant avait donné une hémorragie considérable dans le corps vitré. Le tonus conservé, l'absence de réaction, favorisaient le diagnostic et la conservation et il nous a été donné d'enlever beaucoup plus tard un grain de plomb sousconjonctival. Ces cas sont rares, mais réels.

Enfin, pour l'œil *traversé de part en part*, le calme relatif et surtout la radiographie nous ont guidé. Entre autres exemples, chez un juge blessé, un décollement total de la rétine, avec cristallin transparent et blessure sclérale, s'expliquait par la présence radiographique d'un grain de plomb loin de l'œil, sur le plafond orbitaire. Le malade a son œil totalement indolore depuis près de deux ans et, borgne, reste, à tort, un automobiliste impénitent.

On devra conserver ces yeux, comme ceux atteints d'une plaie simple et même ayant peu de tendance à s'infecter. L'oblitération conjonctivale, au besoin chirurgicale, l'asep-

(1) Morais, *Bull. de la Soc. fr. d'opht.*, 1890 (discussion du Rapport).

sie, la pommade iodoformée, le repos, un traitement mercuriel préventif, sont les éléments de la cure.

Si de grands projectiles ont envahi l'orbite après avoir
partiellement détruit l'œil, on se trouve en présence de
plaies oculoannexielles que nous envisagerons plus loin.

VI. — TRAITEMENT DES RUPTURES SCLÉRALES ET CORNÉENNES

Si l'on confronte les chapitres précédents avec celui-ci, on constatera que leur ensemble n'est pas complètement superposable au traitement des ruptures. Ces dernières, vraies fractures (Fano), sont très rarement le siège d'une infection purulente, même si elles sont cornéennes. Une iridocyclite torpide, parfois avec tendance sympathique, et surtout l'atrophie de l'œil avec décollement rétinien, sont plus à redouter.

Aussi, lorsque les opérations coaptatrices et les soins médicaux n'ont pas réussi, après quelques jours, à redonner à l'œil une forme et une consistance suffisantes, nous croyons que l'énucléation conserve ses droits. Surtout dans les cas avec hémorragie expulsive, tantôt j'ai conservé simplement ou avec suture variée, tantôt j'ai fait l'exentération, plutôt qu'une suture hémostatique, mais la réaction est plus vive qu'après l'exentération dans la panophtalmie, le moignon incertain dans ses réactions, parfois difforme ou minuscule ; l'immunité sympathique n'est pas aussi grande qu'après l'énucléation.

Quant à la *résection*, l'*amputation* généreuse du *segment antérieur*, on tente périodiquement de la faire renaître sans y réussir, car elle laisse dans l'œil *résiduel*, des éléments à transformations, douleurs, ennuis et dangers. En vain quelques faits plaideront de temps en temps cette cause perdue d'avance.

Dans sa thèse faite sous l'inspiration de Vossius, Simonsen (1) trouve que le *pronostic* des ruptures oculaires est meilleur avec la suture que sans la suture. Toutefois l'évolution des ruptures cornéennes est sensiblement égale avec ou sans suture. Quant à la proposition de Norman Hansen de traiter toutes les ruptures sclérales seulement par la su-

(1) SIMONSEN, *Zur Prognose und Therapie des Bulbusrupturen.* Giessen, 1906.

ture conjonctivale, les résultats de Simonsen sont les suivants : Ruptures sclérales traitées par la suture conjonctivale, 60 0/0 de pertes d'yeux ou de cécités, 40 0/0 de vision utile ; dans les ruptures sclérales avec suture sclérale ou épisclérale, 50 0/0 de pertes, 44 0/0 de visions utiles. Les ruptures sclérales sousconjonctivales ont donné 60 0/0 de pertes totales, et 35 0/0 de visions utiles. On sent toutefois, à lire les statistiques, combien d'éléments peuvent les faire varier, les améliorer et les aggraver et combien le temps peut aussi amener de complications de toute nature dans la nutrition et la vision de l'œil soi-disant conservé.

Lorsque, conseil tenu, la *conservation* du globe sera décidée, le repos de l'œil (pansement *binoculaire* sec et rare, humide en cas de vives douleurs), le repos au lit, le séjour dans un hôpital ou une maison appropriée lorsque le malade ne peut être soigné à son domicile, condition importante pour supprimer les dangers de l'indigence, le régime alimentaire (mou) des opérés, l'asepsie locale, la lutte contre les complications infectieuses ou hypertoniques, tout cela s'impose.

On insistera sur l'asepsie plutôt que sur l'antisepsie et on suivra la conduite habituelle pour les complications immédiates iriennes et cristalliniennes.

Interviendra-t-on *chirurgicalement* pour guider la cicatrisation ?

Pour les ruptures fermées sous-conjonctivales, le traitement médical suffira, sauf si, dans ces cas paradoxaux, il survient des accidents sympathiques. Cependant Rohmer (1) a fait plusieurs fois la suture *sousconjonctivale* de la sclérotique blessée.

La rupture à ciel ouvert doit-elle être transformée en rupture fermée ?

Nous avons vu bien des cas où on n'a *rien* fait et où ce rien a guéri. Ceci doit rassurer les praticiens qui seraient ou mal outillés ou peu enclins à exécuter les interventions suivantes.

Pour les plaies *irrégulières*, qui baillent, qui se cicatrisent

(1) Rohmer, *Encycl. franç. d'ophtalmologie*, t. V, p. 1072.

leptement à cause de leur étendue et de leur forme, il y a lieu, si la conservation du globe est décidée, de la faciliter.

Nous sommes ordinairement peu enclin à la suture *cornéenne* pour les plaies régulières. Mais, en présence de lambeaux multiples, à renversement permanent, on devra recourir à une suture *réductrice* et *fixatrice*.

Galezowski a insisté, un des premiers, sur ces indications spéciales. Dans sa préface à l'ouvrage d'Yvert (1880), dans la thèse de Fribourg (1879), pour les ruptures tout à fait irrégulières, les plaies *déchiquetées* de la cornée, il a pratiqué des sutures avec des fils de soie très fins qui ont permis à la chambre antérieure de se rétablir.

Gillet de Grandmont (1) a aussi rapporté des cas de ruptures cornéennes *stellaires*, où la simple mise en place de fils de soie, *sans les nouer*, a hâté ou permis la cicatrisation cornéenne. Dans la discussion qui a suivi, Abadie se montrait peu partisan des sutures *cornéennes* que Gillet de Grandmont réservait aux plaies très irrégulières et avec renversement du lambeau.

L'encellulement sousconjonctival *total* momentané nous semble parfois pouvoir, surtout lorsqu'on serrera les sutures, même facilitées par des libérations éloignées, favoriser des pressions dangereuses.

Quand la rupture est *sclérale*, la simple suture épisclérale ou intrasclérale entre coupée, la suture conjonctivale en *petite* bourse, l'autoplastie de Nuel pour les ruptures sclérocornéennes et même le *transfert autoplastique de larges ponts conjonctivaux*, venant, comme une large ceinture, recouvrir la fente sclérale, tout en restant fixés par leurs extrémités, seront préférables, avec les *incisions libératrices indispensables*, de forme très variable.

Mais toute opération de ce genre, si elle est mal exécutée, avec un mauvais matériel (aiguilles trop grosses, porte-aiguille à déclanchement mal réglé, etc.), est *plus dangereuse que l'abstention et le pansement aseptique continu*, surtout si une anesthésie locale ou générale incomplète amène une nouvelle évacuation du corps vitré.

(1) Gillet de Grandmont, De la suture de la cornée. *Soc. d'opht. de Paris*, 8 juillet 1885.

Le tact de chacun mesurera sa liberté d'action.

Notre formule la plus ordinaire, sauf exception, est, on l'a vu : suturer la plaie directement si elle baille ; protéger par une bourse locale ou un pont conjonctival seuls, si elle ne baille pas.

Si ces manœuvres sont permises les premiers jours après l'accident, elles devront être plus tard évitées sur un œil même à peine enflammé. Une règle fondamentale en chirurgie oculaire est de toucher le moins possible aux yeux enflammés. Dans ces cas, on pourra d'ailleurs encore guider la réparation et protéger l'œil *sans y toucher.*

Pour les ruptures plus encore que pour les plaies pénétrantes, la tarsorraphie, la soudure chirurgicale des paupières, sera le vrai *tuteur* solide, d'exécution sans nouveau danger pour l'œil. Outre une préservation probable contre les accidents sympathiques, elle exercera une influence heureuse sur les *cicatrisations à tendance ectatique.* Aussi bien chez les *adultes que chez les enfants,* il y a là une ressource à laquelle les diverses variétés de suture directe pourront, le cas échéant, être *combinées.*

Les résultats *éloignés* de la conservation de l'œil après les *vastes* ruptures sclérales, même ciliaires (1), et surtout scléro-cornéennes, sont quelquefois remarquables et imprévus : l'œil a une forme régulière et une vision très appréciable. Mais, dans les 2/3 des cas équatoriaux ou postérieurs, le résultat tardif n'est pas celui-là. Beaucoup d'yeux conservés à force de soins et de patience n'en valaient pas la peine. Le décollement rétinien et même une atrophie prompte, douloureuse ou non, viennent fréquemment démontrer l'insuffisance des résultats que l'on avait cru durables. Aussi sommes-nous peu à peu de nouveau enclin à énucléer les cas trop étendus, avec évacuation vitréenne abondante, et nous ne pensons pas que les moyens précédents, si efficaces qu'ils puissent paraître au début, doivent servir à réaliser des prodiges éphémères et à cultiver sous cloche des moignons grotesques et dangereux.

Il y a des yeux qui, même gardés indéfiniment sans ophtal-

---

(1) MENACHO, Conducta en las heridas penetrantes de la región ciliar. *Revista de Ciencias Medicas,* Barcelona, 1889.

mie sympathique, toujours possible, auraient dû être énucléés. J'ai vu plusieurs fois des cas semblables. Un seul exemple :

Un savant éminent tombe au cours d'une excursion géologique sur un tronc d'arbre coupé. Un œil s'ouvre largement et présente des désordres tels que l'énucléation parait s'imposer. Le malade, relativement très jeune, la refuse avec obstination. La cornée et la sclérotique se cicatrisent, mais avec une irritation longtemps menaçante, un décollement *total* de la rétine avec absence de perception lumineuse. Cet œil est très mou.

Le malade fait procéder par moi, quelques années après, à un avancement musculaire combiné à la ténotomie pour un strabisme divergent. L'œil a supporté tout cela et la cornée occupe une situation plus convenable. Le malade, fortement myope du côté opposé, a conquis les plus hauts grades pédagogiques, s'est marié, et depuis plus de quinze ans que je le connais, n'a eu aucun accident sympathique. Tout se borne à ces crises névralgiques d'ailleurs rares qui se produisent dans les yeux à cicatrices profondes. L'œil est *actuellement* si réduit de volume qu'il ne soulève presque pas la paupière supérieure.

N'aurait-il pas mieux valu, ne vaudrait-il pas mieux que ce malade fût énucléé, qu'il fût à l'abri de toute transmission sympathique, qu'il ne conservât pas un œil de type dangereux, et malgré sa décision inébranlable, n'est-il pas le seul à pouvoir apprécier ce que l'absence d'une prothèse oculaire, *qui vaudrait mieux esthétiquement*, a pu apporter de bonheur à son existence et ce que la crainte de la cécité sympathique aurait pu lui apporter de souci ? Qui ne voit qu'à chaque malade de ce genre, la question pourrait être tout différemment tranchée ?

A côté de ces cas où la résistance du malade a des conséquences douteuses et un résultat physique, sinon moral, inférieur à celui que donne la prothèse, tout le monde a vu des blessures où, l'énucléation ayant été refusée, un moignon remarquable s'est constitué tout seul. Le résultat a été *meilleur* que si on avait pratiqué une intervention radicale.

Je suis mandé auprès d'une malade ayant depuis l'enfance un seul œil atteint de buphtalmie secondaire à un vaste leucome adhérent. Cette malade se rompt cet œil sur la clef dépassant une porte : on se borne pendant plusieurs jours à des pansements humides, et quand je vois la malade, je trouve un énorme caillot entrebâillant les lèvres d'une immense rupture scléro-cornéenne. Les restes de la cornée et une grande partie de la conjonctive déchiquetée sont verdâtres, sphacélés. La malade refuse toute opération, radicale ou partielle, du moment « qu'il n'y a pas de danger pour sa vie » à conserver un œil dans cet état.

L'énucléation aurait pu être évitée, car jusqu'ici nous avons vu se réaliser l'assertion de de Wecker : *les yeux atteints de glaucome absolu n'entraînent pas d'ophtalmie sympathique* : et, certes, la prothèse sur un beau moignon mobile, chez une femme, vaut la peine d'être recherchée.

Aurait-on dû « simplifier, régulariser, rafraîchir, coapter » la blessure, l'habiller à la dernière mode ?

La tarsorraphie seule n'aurait-elle pas été un bon parti ?

La malade ne voulut rien entendre, continua des pansements humides et revint nous voir, six mois après, avec le plus beau moignon du monde, régulier, consistant sans hypertonie, avec conjonctive exactement soudée à la cicatrice cornéosclérale, à telles enseignes que le moignon était en entier sousconjonctival.

De tels faits infirment les assertions cherchant à prouver qu'il faut toujours tel ou tel procédé opératoire pour obtenir ce que la nature a obtenu ici toute seule. Ces cas obligent même à se demander si, à l'imitation des anciens, dont certains citent plusieurs *centaines* de succès (Beer) par la staphylectomie simple, *sans suture*, on n'obtiendrait pas un meilleur moignon en ne contrariant pas la forme sphérique que tend à prendre le moignon, par une suture plus ou moins intempestive, ou si la section simple (staphylotomie) avec expulsion du cristallin, semblable au procédé absurde du frère Côme et de Küchler (incision linéaire centrale pour l'extraction de la cataracte), ne vaudrait pas mieux (ce qui serait vrai si malheureusement la récidive de l'hypertonie et du staphylome ne la suivaient plus d'une fois).

Chacun a vu des terminaisons qui ont déjoué toutes les prévisions (1). Ces faits isolés ne devront pas faire oublier

<hr>

(1) Armaignac, Traumatisme extraordinaire de l'œil avec conservation de l'organe. *Soc. fr. d'opht.*, 1891.

que dans sa monographie (1), L. Müller, étudiant 17 cas d'ophtalmie sympathique après rupture, en mentionne 8 pour des ruptures sclérales *sous-conjonctivales*.

(1) L. MÜLLER, *Uber Ruptur der Corneo-scleralkapsel*, Leipzig, 1895. — Consulter aussi les Dissertations de WILLGEROTH (Iéna, 1896), de TEMPELHOF (Iéna, 1903), de SCHÖNFELD (Leipzig, 1901), sur les *ruptures* du globe.

VII. — LES PLAIES COMPLEXES OU COMBINÉES

Les blessures oculaires accompagnées d'une plaie des annexes, de la face ou du crâne, font partie d'un *groupement traumatique* ; le pronostic visuel et même le pronostic vital sont sensiblement aggravés. Ces plaies commandent quelquefois une vaste intervention d'urgence.

La blessure de *guerre*, les attentats, les tentatives de suicide par *armes à feu*, entraînent des plaies combinées de l'orbite, des fosses nasales, du crâne.

Parfois l'œil est traversé, parfois il y a rupture, éclatement cornéoscléral. Nous avons retrouvé les balles dans l'orbite, dans les tissus faciaux, une fois sous la peau de la région orbitaire opposée à l'orbite porte d'entrée.

Dans une tentative de suicide chez un étudiant, une fracture du sinus frontal, avec, pendant plusieurs jours, abondante émission, par la fosse nasale correspondante, de liquide céphalorachidien limpide comme de l'eau de roche, accompagnait la rupture du globe.

Chacun a vu et traité des défoncements par accidents de bicyclette, d'automobile, de voiture, de chemin de fer ; avec le coup de pied de cheval et les grands projectiles, ces cas nous ont paru les plus graves (paupières fendues, ptoses, luxation de l'œil, ruptures, enophtalmie, symblépharon dans la plaie même du globe, hernie de la glande lacrymale, fracture des sinus périorbitaires, écrasement du canal lacrymal).

Rappelons les énormes et classiques corps étrangers orbitaires à demeure dont Coqueret cite 24 espèces différentes (1).

Les opérations *chirurgicales* (résection du maxillaire supérieur, etc.) et *obstétricales* ont souvent lésé l'œil de la manière la plus définitive.

(1) Coqueret, *Les plaies pénétrantes du crâne par la voie orbitaire*. Th. de Paris, G. Steinheil, 1905.

Lorsque le globe, après examen minutieux, est conservé, le traitement des plaies non infectées ou infectées s'imposera et il est assez gêné par les pansements de la région voisine traumatisée. Plus d'une fois ces pansements imbibés de pus, de produits antiseptiques violents, racornis par les sécrétions desséchées, ont raclé, contaminé irrémédiablement la cornée. Aussi sommes-nous ici très partisan, toutes les fois que cela sera possible, d'une *tarsorraphie étendue*, avec ou sans suture de la plaie du globe. Cette tarsorraphie, outre son rôle curatif, aura un rôle protecteur des plus utiles. N'avons-nous pas vu un œil sain, très maltraité au cours d'une résection du maxillaire supérieur, être réséqué pour finir l'opération ! Si une tarsorraphie avait été faite quelques jours avant l'opération, nul doute que cet œil ne fût ensuite resté intact. Il en est ainsi pour presque toutes les opérations faciales touchant l'orbite.

Après quelques lésions obstétricales, dont on trouvera le résumé dans les travaux de Teillais (1), de Wecker (2), de Truc (3), de Sidler-Huguenin (4) et de Fage (5), la tarsorraphie, malgré ses grandes difficultés, vu la minceur des paupières, sera envisagée. Nous l'avons recommandée (*Traité de chirurgie Le Dentu-Delbet*, p. 262, 1897) après toute luxation oculaire prépalpébrale. Fage en a obtenu récemment un beau succès chez un nouveau-né.

Pour la recherche et dans l'extraction de gros corps étrangers orbitaires profonds, on prendra des précautions qui ne seront jamais inutiles. Devant nous, un chirurgien, dans un cas de ce genre, où une assez étroite rupture cornéenne existait, a provoqué l'issue du cristallin transparent, en cherchant à introduire son petit doigt dans l'orbite. On préférera un stylet olivaire et la pince hémostatique à griffes de

(1) Teillais, Sur certaines opacités cornéennes. *Soc. fr. d'Opht.*, 1891.
(2) De Wecker, Lésions oculaires obstétricales. *Annales d'Oculistique*, 1896.
(3) Truc, Lésions obstétricales de l'œil et de ses annexes. *Annales d'Oculistique*, 1898.
(4) Sidler-Huguenin, Geburtsverletzungen des Auges. *Correspondenzblatt für Schweizer Ärzte*, 1903.
(5) Fage, Luxation oculaire chez un nouveau-né. *Archives d'Ophtalmologie*, 1907.

Kocher qui, par sa forme conique, se prête admirablement à l'introduction et sert en même temps à l'extraction. Dans un de nos cas, l'explorateur électrique de Trouvé, qui serait maintenant très facile à guider par la radiographie, a résonné au contact de la balle rétro-oculaire.

Dans certains cas, où, comme nous l'avons vu, un *symblépharon* tend à s'établir d'emblée avec la plaie même du globe oculaire, il sera bon de fixer en bonne place la conjonctive détachée pour l'empêcher d'adhérer définitivement à la blessure de l'œil. Un malade pour lequel nous avons été consulté et qui avait conservé un globe atrophié avec adhérence de la conjonctive dans la cicatrice oculaire, était obligé de porter une coque artificielle avec encoche à cheval sur la bride, d'où très faible mobilité, sans parler des tiraillements douloureux.

Quand l'œil est largement vidé et qu'il y a lieu de procéder à une très large désinfection orbitaire, parfois avec *trépanation*, l'énucléation constituera souvent le premier temps de l'opération. Mais on se gardera d'agir ainsi, sous prétexte de désinfection orbitaire, lorsqu'il sera très peu lésé.

D'ailleurs la conduite à tenir dépendra presque toujours de la direction *antéro-postérieure* ou au contraire latérale, *transversale*, oblique, de la pénétration traumatique, la première, avec ou sans corps étranger, ayant une gravité incomparablement plus grande pour la vie.

Rappelons enfin qu'en chirurgie militaire, le rôle oculistique sera très réduit sur le *champ de bataille* et ne consistera qu'à assurer l'asepsie des parties blessées : c'est dans les hôpitaux de *seconde ligne* d'abord et de *l'arrière* ensuite que les accidents oculaires trouveront surtout les soins que comportent les indications relatives à chacun d'eux (Rohmer).

VIII. — CONSERVATION, ÉNUCLÉATION D'URGENCE, ÉNUCLÉATION PRÉCOCE?

Même pour les plus vastes traumatismes oculaires, on se bornait, jusqu'au milieu du xix⁰ siècle, sauf exceptions, à traiter la blessure et ses complications en conservant l'organe. Il ne s'agissait pas, comme dans la question analogue de l'amputation immédiate dans les grands traumatismes des membres, de sauver la vie au blessé par une décision et une intervention radicales et rapides. Que l'œil suppurât ou non (et il ne suppurait pas dans la majorité des cas), l'instinct naturel de la conservation s'exerçait sans correctif, lorsque peu à peu la connaissance plus approfondie (1) d'un autre danger, la cécité sympathique, conduisit à l'adoption de mesures préventives.

Certes une plus grande régularité technique (Bonnet) transformant l'énucléation (autrefois sacrifiant des éléments conjonctivaux, musculaires, orbitaires, fort respectables et fort utiles à la prothèse) en une élégante « désarticulation » strictement appliquée au globe, à plaie suturée et réunie par première intention, la découverte de l'anesthésie générale, les appétits histologiques démesurés et de résultat souvent insignifiant, tout cela, entre autres motifs, exagéra le nombre des énucléations pendant le second tiers du siècle dernier.

La crainte de la cécité par sympathie était plus excusable.

L'idée de détruire un œil malade pour éviter une transmission à l'autre œil est ancienne.

Demours (2) ne disait-il pas, à propos du glaucome, en 1821 : « J'avais formé le projet de provoquer l'atrophie du

---

(1) On rapporte à Mackensie ce progrès réel, mais on ne devra pas oublier qu'un certain nombre d'observateurs connaissaient avant lui l'ophtalmie sympathique. Nous signalerons que Fabrice d'Acquapendente note, comme complication de l'abaissement et « *pour. comble de malheur*, une INFLAMMATION *de l'œil sain qui arrive par la sympathie avec le malade* ».

(2) DEMOURS, *Précis des maladies des yeux*. Paris, 1821.

premier œil affecté, dans l'espoir de sauver l'autre. J'ai eu connaissance que cette tentative a été exécutée et qu'elle n'a pas mis le second œil à l'abri quoique l'opération eut été faite *lorsque celui-ci était encore intact.* Saint-Yves avait pensé que l'on pourrait *extirper* un œil désorganisé par glaucome *pour préserver l'autre.* » Demours, traitant de l'amaurose « qui, se formant à la suite d'une contusion ou d'une *blessure du globe*, s'étend quelquefois, *par sympathie*, à l'autre œil », est cependant moins catégorique sur la nécessité de provoquer la désorganisation du globe dans le but d'éviter des accidents sympathiques. Il insiste plutôt sur les moyens généraux applicables pour faire, et quelquefois *subitement* (en particulier par la saignée), disparaître les inflammations d'origine traumatique.

La destruction de l'œil proposée par Wardrop, l'énucléation *dès les premiers symptômes* de l'ophtalmie sympathique (White-Cooper, Pritchard, 1854), atteignirent leurs prescriptions, préventives cette fois, les plus étroites, celles après lesquelles la révolution se fait toute seule, lorsqu'avec Warlomont, on discutait au Congrès de Genève (1877) la proposition suivante : « Quand un œil blessé *vient d'être détruit* pour une *cause traumatique* et que tout espoir d'y voir subsister ou revenir un degré de vision *utile* est perdu, c'est rendre un service immense au blessé que de l'en débarrasser *séance tenante.* »

Ce « séance tenante » a dû entraîner le massacre de nombreux innocents, abattus sur place avec trop de précipitation, parce qu'on ne sait pas toujours « séance tenante » si un œil ne retrouvera pas « un degré de vision utile ». Nous croyons d'ailleurs que beaucoup de praticiens ont toujours cherché à n'énucléer qu'à plus ample informé. A côté des silencieux, d'autres élevèrent la voix ; aux protestations de Schweigger s'ajoutèrent celles de Mauthner, de de Wecker qui dénoncèrent les « abus de l'énucléation », plaidoyer qui reparaît périodiquement sans grande nouveauté. A peu de chose près, on en revint à *la pratique des anciens*, à conserver partout et toujours. Avec un sens clinique droit, Coppez père s'efforça de délimiter les indications, de décharger l'énucléation d'imputations imméritées, de montrer que l'ophtalmie sympathique est restée réelle, malgré l'amélioration du traitement conservateur dont elle ne dépend qu'indirectement.

Pour tout opérateur consciencieux le problème ne sera jamais réduit en formules d'une exactitude abstraite. Les indications de l'énucléation sont à individualiser. Il n'est guère de maladie de l'œil qui ne puisse conduire à une énucléation *justifiée*, si elle a pris des proportions dangereuses, intolérables et définitives.

Quoi qu'il en semble des travaux partis de la conservation de quelques globes gravement traumatisés, avec ou sans interventions réparatrices immédiates, paraissant à la fois peu redouter l'ophtalmie sympathique, connaître les moyens de la guérir sans grandes difficultés, et préconisant la conservation comme règle immuable, on a le devoir de ne pas restreindre imprudemment les indications de l'énucléation, *encore moins de les confondre*. Le jour où un œil largement blessé est conservé, doit-on crier au miracle, sans vouloir se rappeler que, depuis qu'il y a des ophtalmologistes, ce résultat a été *fréquemment* obtenu, et sans vouloir se demander si ce résultat est probant et définitif, s'il ne donnera pas de fâcheuses illusions ?

J'ai été consulté pour des yeux qu'on n'avait pas énucléés, où le corps ciliaire était visible sous la conjonctive, l'œil absolument flasque, rouge et enflammé, la paupière supérieure retombante, les perceptions lumineuses réduites à celles d'origine interne. L'ophtalmie sympathique ne s'était pas encore produite, mais n'aurait-il pas mieux valu énucléer ? Sans doute on ne voit jamais que les mauvais cas des autres : le malade qu'on ne revoit pas, n'est pas toujours guéri, contrairement à un argument aussi faux que souvent répété.

Nous ne serons jamais partisan de l'énucléation *sans discussion*, quoique, *très rarement*, l'énucléation d'*urgence* soit réellement le meilleur parti à prendre. La question est différente, si l'on envisage l'énucléation, *retardée*, dans les traumatismes. Ce sont eux qui ont engendré l'ophtalmie sympathique, qui l'ont fait découvrir : il est moins sûr pour nous que les inflammations spontanées aient un retentissement sympathique. Pour préserver un malade de la cécité, si l'on a quelque, et même une très grande, latitude, pour les yeux perdus spontanément, cette latitude est moindre pour *les grands traumatismes*. Il est bon de savoir et de vouloir énucléer, non toujours d'urgence, mais, le procès jugé, après avoir eu le temps et les éléments d'appréciation nécessaires, en se rappelant que le délai minimum de la complication sympathique est ordinairement de 3 semaines.

Vouloir conserver, en dépit de toute prudence, tous les yeux blessés, mous, atrophiés, douloureux, irrités, irritables, *c'est reculer en arrière*, et la conservation de nombreux globes indéfiniment dangereux pèse peu dans la balance, le jour où on lui doit la cécité, même d'un seul malade, par ophtalmie sympathique.

Que valent alors les « fastidieuses catilinaires » (de Mello Vianna) sur les abus de l'énucléation, et les atermoiements d'un optimisme systématique ?

Divisons, pour la vérité, les globes justiciables, en deux grandes classes, foncièrement différentes, comme indication et comme pronostic, et nous trouverons :

L'abus de l'énucléation, *réel* pour beaucoup d'yeux perdus sans traumatisme ;

L'abus de l'énucléation, abus qui n'en est pas un s'il s'agit *d'yeux blessés où la vision est définitivement perdue, dont la conservation est pénible ou dangereuse.*

Le problème n'est pas poignant lorsqu'on est en présence des écrasements, des éventrations d'un globe, retourné littéralement par une hémorragie expulsive, vidé au point que la sclérotique, comme exentérée, ne présente que quelques placards choroïdiens. Mais, avec les grandes plaies à la fois ciliaires, cristalliniennes et vitréennes, alors que la rétine, encore vivante, a des réactions visuelles éphémères, lorsque le malade demande d'emblée au médecin s'il conservera la vue, le médecin se demande parfois s'il doit conserver l'œil et revoit sa première ophtalmie sympathique comme aussi d'autres cas où elle n'a pas eu lieu dans des circonstances identiques.

Où trouver le guide sur ce chemin à peine tracé, tant qu'on n'aura pas le critérium de la tendance sympathique ou une vaccination préventive ?

La suppression est-elle donc facultative ou obligatoire ?

D'abord, si le corps ciliaire n'est pas atteint, même s'il y a une hernie de l'iris, si tout pourra se réduire à ce traumatisme antérieur ou à une iridectomie, la conservation s'imposera, sauf apparition d'une ophtalmie sympathique ultra précoce. La question ne fait pas de doute si la plaie cornéenne ou sclérale, même pénétrante, *est sans corps étranger.*

La question change déjà de face, si la blessure a touché le *corps ciliaire.* Sans doute, s'il y a plaie sclérale (et surtout rupture) avec apparition plutôt que vaste sortie du corps ciliaire, on essaiera de conserver lorsque cette plaie nette n'entraîne aucune irritation menaçante.

Si la plaie ciliaire, sclérale, a été accompagnée d'une vaste lésion pénétrante avec large décollement rétinien, après avoir fait les efforts les plus judicieux pour la conservation, si le globe n'a qu'une consistance très médiocre, un aspect difforme, une irritation prolongée, on énucléera le plus souvent. Il n'y a pas là une certitude que l'œil ne pourrait pas être conservé indéfiniment. On a conservé parfois ce qui n'était pas conservable. A côté des cas où une thérapeutique complexe m'a permis, surtout après blessures par *éclat de verre* (tuyau de lampe à gaz, explosion de cornue, vitre brisée), comme à Bourgeois (1) et à tant d'autres, de conserver des yeux *voyants,* malgré de vastes plaies sclérales et surtout cornéosclérales, je crois, dans d'autres cas, qu'il vaudrait mieux que le malade eût été énucléé. Sans dire avec Gayet : « plus je vais, plus je deviens énucléateur » (2), nous sommes, après vingt ans d'expérience, moins porté au « qui vivra verra ». Après avoir épuisé les moyens de la thérapeutique conciliante, après avoir sauvé des yeux que l'énucléation *d'urgence* aurait injustement détruits, nous sacrifions les yeux perdus, à cicatrices vicieuses, douloureuses, périlleuses, où l'esthétique est *inférieure à celle qui résulte de la prothèse.*

Dans le doute même, nous ne nous abstenons plus, sauf si un moignon, depuis longtemps indolore, supporte, après

(1) BOURGEOIS, Blessures de l'œil par éclats de bouteille de champagne. *Arch. d'Opht.,* 1907.

(2) GAYET, *Leçons d'Ophtalmologie,* p. 361, Paris, 1893.

quelques essais prudents, une prothèse parfaite : mais nous savons que ces moignons utilisables, ce ne sont pas les yeux mous et irritables, anguleux, flasques et douloureux, qui nous les fournissent, et qu'ils sont rarement d'origine traumatique.

Les injections intraoculaires de sérum artificiel, de corps vitré d'animal, les instillations ou l'injection de suc d'œil (Darier), l'oculine (Lagrange), nous sembleraient ici d'un résultat bien aléatoire, malgré les succès remarquables des injections salées périoculaires dans le décollement de la rétine en général.

Chez les enfants, nous sommes réservé jusqu'au scrupule pour l'énucléation.

Ses tristes résultats esthétiques, sociaux, son influence sur le développement palpébral, facial, orbitaire, nous imposent cette réserve. La prothèse, lorsqu'elle fait partie des soins maternels, a quelque chose de sinistre. Mais l'ophtalmie sympathique est pire que tout cela. Il faudrait n'en avoir jamais vu pour la nier ou la croire facile à arrêter. La cécité dont on aurait dû préserver une vie entière, donne une responsabilité plus longue et plus lourde que jamais. Quels que soient les regrets du blessé, les reproches d'une famille divisée sur l'opportunité d'une intervention radicale, on n'aura pas de remords si, tout pesé, après s'être entouré de tous les avis qualifiés, on a supprimé un œil dangereux.

Car il est faux qu'on soit toujours à temps à énucléer.

Quand nous le pouvons, faisons *autre chose* que l'énucléation. Exentérons, s'il y a panophtalmie suraiguë, comme plusieurs fois j'ai dû le faire chez des enfants dont le corps vitré avait été atteint par un couteau sale, un piquet terreux, etc.

Si l'œil blessé était antérieurement atteint de glaucome, buphtalmique ou autre, nous pourrons être plus conservateurs. *Ces yeux prédisposent moins que d'autres à l'ophtalmie sympathique* (de Wecker) et ils forment généralement de splendides moignons prothétiques. Ajoutons les cas où les *deux* yeux ont subi des lésions graves, quoique nous connaissions des malades qui portent *deux* yeux *artificiels* !

Si l'œil *voyant doit conserver* une vision suffisante, on le conservera jusqu'à plus ample informé : évidemment on aura quelques énucléations tardives à faire, mais enfin aucune conduite thérapeutique, radicale ou conservatrice, ne donne 100 0/0 de succès et un avenir assuré. Quand l'œil pourra être surveillé, plus et mieux chez certains sujets, dans certaines classes sociales, on sera un peu plus large pour la conservation, un peu moins large pour les *accidents du travail*, mais chaque cas particulier nécessitera une enquête et parfois une solution différente, inutile, impossible à mettre en vaines formules.

Antonelli, se posant comme tout le monde la question de l'énucléation ou de la conservation et rapportant des cas où l'ophtalmie sympathique s'est produite, a recommandé (1) de revenir aux interventions radicales, « dans le but surtout d'écourter autant que possible *la durée de l'incapacité du travail*, chez les *ouvriers*, de parer à tout danger d'ophtalmie et à toute menace de rechutes inflammatoires du moignon ». Il conclut que toute plaie irrégulière, mal placée, difficile à coapter, surtout avec lésions profondes de l'organe, commande l'énucléation, tandis que les dilacérations simples de la sclérotique et de la cornée relèvent de la chirurgie conservatrice. Les brûlures impliquent de règle le traitement conservateur, exceptionnellement l'intervention radicale, en cas d'ophtalmie sympathique, dont il démontre la réalité. En ce qui concerne les traumatismes par grains de plomb, notre confrère va loin vers la conservation et nous dit : « Il est prouvé que les projectiles sont aseptisés par l'explosion, ce qui diminue les chances d'infection immédiate, dans ces sortes d'accidents. Si nous pouvons, par la suture avec plissement de la conjonctive et par tout traitement approprié, éviter l'infection secondaire, si les dégâts profonds du globe oculaire ne sont pas très graves, si le malade sait s'observer et reste sous notre surveillance, nous pouvons, *nous devons même* suivre les principes conservateurs. » Sinon, mieux vaut recourir à l'énucléation.

(1) Antonelli, Indications de thérapie conservatrice ou d'intervention radicale dans les traumatismes graves de l'œil. *Soc. fr. d'opht.*, 1907.

En fait de plaies du globe, Antonelli insiste avec raison sur les différences des plaies cornéo-irido-cristalliennes et de celles qui intéressent le corps ciliaire et le corps vitré. Ces dernières, s'il n'y a *ni corps étranger ni infection* immédiates, ne seront point soumises à l'énucléation d'emblée, bien qu'elle soit plus tard à imposer « pour toute plaie proprement dite, laissant une large cicatrice plus ou moins enfoncée, déformée, avec liseré uvéen à fleur de conjonctive ».

Moretti a vu des enfants devenir définitivement aveugles par sympathie, sur le refus de leurs parents de les laisser subir l'énucléation et croit que la législation devrait être réformée à ce sujet (1).

Rohmer a récemment ainsi résumé (2) les indications de l'énucléation dans les grands traumatismes. Écoutons-le : « Ce n'est que dans les cas où il persiste encore un certain degré de *vision*, et où l'ophtalmie sympathique n'est pas à craindre, que l'on est autorisé à essayer de la conservation, dans le but d'avoir un œil utilisable, non seulement comme forme, mais comme *fonction*. Sinon l'énucléation ou l'exentération sont seules applicables. En principe, il faut être aussi abstentionniste *que possible*. » Aussi Rohmer, comme Fage et d'autres, remplace-t il très souvent l'énucléation par l'exentération. Pour nous, quoiqu'ayant fait un certain nombre d'exentérations dans des yeux *non* panophtalmes, la réaction est si vive dans ces cas et le Congrès de 1900 nous a montré assez la possibilité de l'ophtalmie sympathique après l'exentération, que nous réservons cette opération presque exclusivement à la suppuration panophtalmique. Quoique réelle si elle est faite sur un œil « fraîchement blessé » (Rohmer), nous considérons que l'*immunité* conférée par l'énucléation préventive est théoriquement et pratiquement supérieure à celle que donne l'exentération et nous préférons l'énucléation, repoussant aussi les résections de toute nature, même optico-ciliaire.

L'énucléation sera quelquefois nécessaire, si l'œil a été lui-même gravement atteint, pour le traitement de certaines plaies complexes (Voy. p. 68) où les annexes ont subi de

(1) Moretti, *Annali di Ottalmologia*, 1900.
(2) Rohmer, *Encyclopédie française d'ophtalmologie*, t. IV, 1903.

vastes délabrements et où la mort par méningite ou par thrombo-phlébite des sinus suivrait peut-être une trop timide mise au net.

L'énucléation décidée, *quelle énucléation choisir ?*

En cas d'ophtalmie sympathique, nous verrons l'extension à donner à l'ablation du nerf optique. En cas de vaste délabrement, la technique banale n'est pas toujours possible.

En ce qui concerne l'anesthésie, Terrien (1) pense qu'un blessé d'*accident du travail* peut refuser une énucléation avec anesthésie *générale* qui lui fait courir un danger de mort. Au contraire, si l'on emploie l'anesthésie locale où les risques sont moindres ou nuls, le blessé n'a pas le droit de refuser cette opération, sous peine de la perte de ses droits à une indemnité. Terrien conseille ici l'anesthésie locale. Il croit que la presque unanimité des ophtalmologistes emploie l'anesthésie générale. On devra tenir compte de ses remarques, quoique bien des confrères, comme nous, ne changeront par là rien à leurs habitudes. La cocadrénaline, les injections profondes de cocaïne, quelques bouffées de chlorure d'éthyle, s'il y a lieu, au moment de la prise du nerf optique, nous suffisent pour les yeux pas trop enflammés et les sujets adultes pas trop pusillanimes pour les deux ou trois minutes que dure généralement une énucléation : nous employons le chlorure d'éthyle et le chloroforme, au plus dans un cinquième des cas. Nous n'avons jamais eu recours à la morphine conseillée par Terrien.

Lorsque l'œil a une certaine consistance, l'opération se fait comme à l'ordinaire. Mais, sur des yeux déchiquetés, tellement ouverts qu'une pince hémostatique ou une ligature ne peut leur donner provisoirement une forme passable, la technique de Bonnet devient impossible et l'anesthésie générale plus fréquente. On accroche ce sac à la pince érigne ; on le dissèque au bistouri, moins blessant que les ciseaux ; au moment du dépouillement de l'hémisphère postérieur, on redouble de précautions et avec une solide traction, un bon écartement des lèvres de la plaie, nos ciseaux spéciaux à bout rond, la besogne se termine sans

(1) TERRIEN, *Archives d'Ophtalmologie*, 1906.

accroc. Il n'y a pas de raison pour négliger la suture, mais on ne la compliquera pas de l'intromission d'objets divers et même d'un œil de lapin, pouvant, si nous en croyons Badal (1) rapportant une observation d'accident du travail, se réduire à un infime noyau douloureux à la pression et créer de nouveaux ennuis.

On évitera une *tarsorraphie* destinée à priver les ouvriers des ennuis et des dépenses de la prothèse. Dans un cas, nous avons libéré le patient de cette pénible addition. Chez les travailleurs, il est indispensable de *paraître* avoir les deux yeux, sans parler d'exigences très naturelles.

Tant que nous n'aurons pas un critérium scientifique et positif de la tendance sympathisante, le critérium clinique et le critérium moral seront les seuls admissibles. Conserver ce qui vaut la peine d'être conservé, faire aux autres ce que l'ophtalmologiste, avec ses connaissances spéciales, se ferait faire à leur place, telle est la seule solution recommandable quand on regarde, sans l'obscurcir, le problème en face. L'on appréciera ainsi froidement la valeur fluctuante de la mode thérapeutique et l'on saura se tenir à égale distance de la manie dangereuse de la conservation à outrance et de la manie, moins dangereuse, mais fausse, de l'énucléation à outrance. Tout le monde a obtenu des résultats surprenants de la conservation d'yeux très gravement blessés : les *bons* résultats *durables* sont réels, mais rares, en ce qui concerne surtout les vastes plaies sclérales, car les plaies *sclérocornéennes* donnent parfois de *beaux résultats très durables*, et, dans les statistiques, on mêle souvent les cas *les plus dissemblables* et d'un *pronostic tardif foncièrement variable*.

Nous ne nions pas la supériorité d'un œil non voyant, mais indolore, d'une consistance moyenne, mais non difforme, relevant suffisamment la paupière supérieure, éloigné de toute provocation sympathique, et même moignon, sinon tatouable, du moins muni d'une prothèse idéale. « Toutes les fois qu'il est possible de conserver l'œil en tant que fonction et comme organe, il faut le faire, afin d'éviter au

____

(1) BADAL, *Clinique ophtalmologique de Bordeaux*, septembre 1902.

malade les inconvénients de la prothèse, et parce qu'un œil naturel, *quel que soit son état*, vaut *toujours* mieux qu'un morceau de verre » (Bonsignorio) (1).

On a été toujours d'accord pour conserver l'œil toutes les fois que cela est *possible*, mais beaucoup, ophtalmologistes et malades, pensent que l'état et l'aspect d'un œil artificiel valent mieux que celui de certains yeux, même peu dangereux, en tous cas difficilement tolérés et particulièrement difformes.

N'est-ce pas là le problème de la prothèse tout entière ? N'avons-nous pas tous les jours les confidences des seuls intéressés ? Pour quelques voix discordantes, incompétentes si elles regrettent un œil nocif, pour quelques prothèses médiocres, mal tolérées, n'avons-nous pas l'aveu de la tranquillité pour l'avenir ? Le patient, pourvu d'une prothèse remarquable ou suffisante, a fait son devoir, pour lui, pour les siens, en se faisant énucléer, comme nous avons fait le nôtre en l'énucléant. Ne nions ni les bienfaits de l'énucléation, ni ceux de la prothèse, ni ceux de la conservation lorsque ces *diverses* terminaisons ont constitué la solution la moins mauvaise.

Conservons « le plus possible », c'est entendu, c'est la devise, le drapeau, l'idéal, le devoir, mais cette formule autorise trop toutes les déterminations puisque « l'appréciation du possible » varie avec chaque praticien. Conservons donc, *sans formule*, par des soins complets, modernes, assidus, et, après une expectation légitime, mais prudente et limitée, les yeux où une vision durable devra subsister, et pour les autres, s'ils ne sont pas de convenable apparence et de nul danger, ne refusons pas au malade, à nous-même, la prothèse et la paix.

(1) Bonsignonio, *Le traitement conservateur des blessures graves de l'œil*. Th. de Paris, 1897.

IX. — LA PLAIE COMPLIQUÉE D'INFECTION PANOPHTALMIQUE RAPIDE

La panophtalmie s'observe plus fréquemment dans certains milieux, puisque nous n'avons jamais vu de panophtalmie traumatique que chez des ouvriers et des paysans. Les causes d'inoculation, la malpropreté habituelle et l'incurie dans les affections de voisinage (dacryocystite, ectropion, infection chronique des dents, de la bouche, du nez, etc.), expliquent cet état de choses.

La plaie étant présentée avec une suppuration galopante ou même en pleine panophtalmie, le traitement de la panophtalmie a été réduit à la formule : cataplasmes et patience.

Il y a insuffisance et danger à agir toujours de la sorte.

D'abord on peut mourir aussi bien d'une panophtalmie non traitée que d'une panophtalmie trop bien traitée (énucléation). Dupuytren, Scarpa, Webster, Pflüger et d'autres ont cité des cas de mort après panophtalmie par méningite ou pyohémie et il y en a certainement qui n'ont pas été publiés. Scarpa recommande même d'inciser l'œil largement et de bonne heure pour éviter la terminaison fatale.

De plus, il faut soulager.

Sans aucun doute, les compresses chaudes, même revêtues d'un imperméable *léger* (taffetas-chiffon), sont, tout comme les cataplasmes de fécule, purée vite refroidie, bien inférieures comme calmants, aux cataplasmes de farine de lin, huileuse et longtemps chaude. Outre que rien n'est plus facile que de le préparer aseptiquement, qu'il faudra toujours séparer le cataplasme de la paupière par une rondelle de linge bouilli, ce qui empêche toute adhérence, tout contact farineux, qu'apporterait d'infectieux le cataplasme à une panophtalmie déclarée ? La sédation qu'il procure est préférable à celle que donnent ses succédanés.

Toutes les affusions et irrigations seront très chaudes. Les calmants généraux et locaux, la dionine, *intus et extra* (poudre, injections sous-conjonctivales, temporales, potions), la morphine injectée sans qu'il soit nécessaire de prononcer son nom suggestif, les narcotiques (chloral bromuré, opium et surtout véronal), donnent une torpeur prolongée et désirable.

La *méthode de Bier* aurait donné des résultats intéressants. Argstein a employé la stase veineuse par compression cervicale prolongée douze heures avec la bande de caoutchouc dans trois cas de panophtalmie (1) : les douleurs cessèrent.

Tous les palliatifs n'abrègent pas toujours suffisamment la durée et l'intensité du mal.

Les moyens chirurgicaux s'imposent ordinairement.

Les antiques *débridements*, même cruciaux, ne donnent presque jamais de résultat convenable, vu la nature compacte de la suppuration et l'infection massive de la membrane uvéale.

Ici se présente un procédé qui m'a donné rapidement le calme cherché tout en évitant le curage total de l'œil.

Atteint moi-même, il y a bientôt vingt ans, d'un anthrax de la nuque et d'un anthrax de la lèvre supérieure, je fus frappé de la sédation immédiate et définitive qu'y apportèrent les pointes de feu profondes, quoiqu'elles n'eussent *rien évacué*. Ce moyen que j'appliquai couramment ensuite chez mes malades pendant mon internat, les calmait aussitôt, ce que ne faisait pas la détestable incision cruciale, encore trop employée aujourd'hui. Dès 1892, au lieu de me borner, comme on le faisait, à fouiller au cautère les recoins de la plaie ou ses bords, j'enlevai la cornée, si elle était encore suffisamment résistante, et je portai, non le galvano cautère, mais le *thermocautère, en plein corps vitré*. Toujours un calme rapide a suivi cette pratique que j'ai relatée, un peu plus tard, et sans grands détails, dans les termes suivants (2) : « Quelques pointes de feu *dans l'intérieur du*

(1) Argstein, *Société Opht. d'Heidelberg*, 1906.
(2) A. Terson, Maladies des yeux, Tome V du *Traité de Chirurgie Le Dentu-Delbet*, Paris, 1897, p. 172 et 207.

globe, largement ouvert, comme dans un anthrax, ont une action heureuse pour diminuer les douleurs et accentuer la terminaison, comme nous l'avons remarqué.... On cautérisera le *reste du corps vitré suppuré avec le thermocautère.* La sédation des douleurs est immédiate, comme nous l'avons souvent observé et le moignon se cicatrise plus vite. »

Aussi n'ai-je point été surpris lorsque de Lapersonne a proclamé que l'exentération ignée faite au thermocautère d'une manière encore plus systématique donnait une sédation absolue des douleurs (1) et que lui et ses élèves en ont publié une suite d'excellents résultats.

Je crois d'ailleurs que toute cautérisation puissante agira de même. On sait (2) que plus d'une fois on a introduit (Cairoli, Larghi) le crayon ou des fragments de nitrate d'argent en plein corps vitré pour provoquer la suppuration ou pour éliminer les masses suppurées, ce qui mettait tout au plus une semaine. J'ai vu moi-même pendant toute une année Polaillon traiter tous les grands anthrax en y introduisant des fragments de pâte de Canquoin. L'anthrax s'éliminait en bloc, en laissant vite une plaie absolument détergée. Je ne doute pas que, sans le moindre fracas opératoire, la même modeste pratique ne donnât d'intéressants résultats, si on l'appliquait, avec les atténuations nécessaires, à un œil en pleine suppuration profonde.

On doit rappeler que Katzaouroff (3), Guaita et d'autres employaient le thermocautère après l'exentération, pour assurer l'hémostase et calmer les douleurs, et qu'on a aussi, avec un effet sédatif notable, badigeonné à l'acide phénique dilué la coque vidée.

Nous trouvons moins d'avantages à l'énervation (Dianoux) ou au simple curage partiel.

L' « évidement » (Yvert), opération incomplète reprise par divers opérateurs, ne donne pas toujours du soulagement si on ne l'accompagne pas d'une cautérisation, et abrège assez peu la longueur de la maladie. Les éléments qu'il laisse dans le globe ne sont pas indifférents ; si le moi-

(1) De Lapersonne, L'exentération ignée. *Congrès international d'Opht.,* Paris, 1900.
(2) Guaita, *Studio anatomico e clinico sulla Exenterazione del globo oculare,* 1890.
(3) Katzaouroff, *Wratch,* 1888.

gnon est un peu plus beau, il sera parfois plus douloureux, moins sûr. Ce procédé d'*exception*, même avec les pointes de feu *profondes*, sera réservé à certains malades dont l'état moral et physique repousse une intervention plus radicale ou une anesthésie générale, fût-elle de courte durée, quoiqu'après tout les opérations sur un œil panophtalme aient été fréquemment, vu leur brièveté, faites sans aucune anesthésie.

Nous avons souvent pratiqué l'*exentération totale*, curage fait dans des cas divers par certains chirurgiens, avec Richet (1), en passant par Noyes qui frottait la cavité avec une éponge jusqu'à Mulder et Alfred Graefe qui la systématisèrent (1884). Ce qui a fait le plus de bien à la méthode, c'est la nécrologie grandissante des sujets tués par l'énucléation dans la panophtalmie. Beaucoup de ceux qui ont essayé de ne pas tenir compte de l'anathème justement lancé par de Graefe contre l'énucléation dans la panophtalmie, ont été, après avoir vanté l'énucléation, obligés de l'abandonner.

La mort après l'énucléation pour panophtalmie s'observe de temps à autre : elle est absolument exceptionnelle après les opérations partielles dans le même cas, ou après une énucléation en d'autres circonstances.

Nous avons énucléé autrefois en pleine panophtalmie, nous avons même énucléé des yeux ouverts où le pus se vidait à flots dans la cavité ténonienne, nous avons laissé la plaie béante après large irrigation. Pas d'accident.

Mais ces faits ne prouvent rien. Tout à fait au début d'une panophtalmie, quand le corps vitré n'est qu'incomplètement purulent, il semblerait qu'on puisse risquer l'énucléation et cependant la mort peut la suivre même en ce cas (de Lapersonne). Pour nous, dans une panophtalmie on n'a *plus* le droit d'énucléer, et à un curage indigent il vaut mieux préférer un *curage total* ou l'*exentération ignée*.

L'anesthésie générale rapide suffit aujourd'hui ; le chlorure d'éthyle, et plusieurs fois le *bromure d'éthyle* (moins inflammable quand nous utilisons le thermocautère) nous a, comme à Brunschwig, donné une anesthésie parfaite

(1) WENIS, Th. de Paris, 1874.

pour une opération aussi courte. Cette anesthésie, disons-
le en passant, nous a aussi rendu service pour la destruction ignée du *sac* lacrymal.

Le chloroforme suivra, si elle était malaisée, l'anesthésie
au chlorure ou bromure d'éthyle, pratique courante de bien
des chirurgiens.

En badigeonnant la coque, si on n'a pas employé le cautère, avec une solution très forte d'antipyrine (on pourra
essayer l'adrénaline), l'hémorragie s'arrête. Une mèche
enduite de poudre d'iodoforme et de dionine est introduite
dans la cavité et un seul point de suture ferme une partie
de la boutonnière. Dans d'autres cas, nous avons fixé un
petit drain ; parfois nous n'avons rien mis du tout. La mèche
antiseptique et calmante est préférable pour les premiers
jours. Pansement humide et chaud.

Panas a proposé de cautériser au thermocautère l'entrée
du nerf optique pour barrer les voies postérieures à l'infection. Quelque virtuosité que l'on suppose à l'opérateur, ce
conseil reste plus théorique que pratique, même si on
éclaire la coque à l'électricité (de Wecker) pour vérifier
s'il ne reste aucun débris choroïdien.

Nous n'avons plus depuis longtemps observé cette réaction extrême qui suivait assez souvent le curage total et qui
était une des raisons qui ont fait préférer à Panas l'énucléation, opération « par excellence » de la panophtalmie (1),
qu'il abandonna cependant pour l'exentération vers la fin
de sa carrière (2).

D'emblée ou les jours suivants, le chémosis sera réduit
par quelques excisions en écumoire.

Nous n'avons exécuté qu'une fois le procédé de Gifford
pour une *plaie de l'œil compliquée d'emblée de panophtalmie
suraiguë*. Il s'agissait d'une femme qui eut la sclérotique
traversée par une épingle à chapeau. Elle nous consulta,
deux jours après, pour des douleurs atroces : le corps vitré
était déjà entièrement jaunâtre. C'était, ou jamais, le cas,
vu l'intégrité *absolue* de la cornée, de pratiquer ce genre de
curage sans ablation cornéenne. Après avoir épuisé tous les

(1) Panas, *Traité des maladies des yeux*, 1894, p. 404.
(2) Panas, *Leçons de clinique ophtalmologique*, 1895, p. 309.

moyens médicaux de sédation, sans aucun succès, je dégageai, quelques jours après, la conjonctive, je fendis la sclérotique et curai, assez péniblement, tout le globe. Les suites furent plus lentes qu'avec le procédé cornéen et le moignon fut plus irrégulier.

L'exentération *ignée*, qui est certainement une bonne opération, sera éventuellement substituée au curage complet, dont la netteté théorique et pratique séduit cependant toujours et où de petits moyens diminuent la réaction consécutive.

Nous repoussons l'intromission de corps prothétiques, même de paraffine, dans le moignon, procédé qui pourrait compléter celui de Gifford, entre autres.

X. — LA CONDUITE A TENIR EN FACE DE L'OPHTALMIE SYMPATHIQUE PRÉCOCE

On ne saurait mettre en doute l'existence d'une propagation sympathique à *marche suraiguë*, survenant même avant l'occlusion de la *plaie* ou empiétant sur sa terminaison.

La plupart des ophtalmologistes seront d'accord avec Knies et Schirmer pour admettre trois semaines comme moindre intervalle posttraumatique et présympathique habituel, mais enfin quelques observateurs l'ont réduit à 18, 15, 10 jours, et même à moins.

Le traitement de la plaie sympathisante subit, en présence de cette brusque apparition, un changement radical. Cependant la pratique oblige à des distinctions dues à la nécessité de conserver un œil *voyant* encore, ou au *refus* formel opposé à l'énucléation.

Lorsqu'il ne s'agit que d'une légère irritation de l'œil non blessé, sans paresse pupillaire, sans changement de couleur de l'iris, sans trouble des milieux, sans lésions névritiques, sans affaiblissement visuel mesurable, plus d'une fois le traitement général sédatif, la régularisation et l'assouplissement de toutes les fonctions (bromure à haute dose, hypnotiques, régime lactovégétarien, repos complet dans la chambre obscure, pédiluves, laxatifs, etc.), une légère révulsion (vésicatoires), une abondante émission sanguine (sangsues), ont calmé les phénomènes inquiétants.

Lorsque, toujours sans *phénomènes objectifs*, l'œil devient assez fortement photophobe, nous avons vu la dionine, appliquée de toutes manières (injections sousconjonctivales, temporales, à l'intérieur), mais surtout en poudre sur l'œil blessé, la cocaïne sur l'autre œil, le tout combiné au traitement exposé plus haut, arrêter net ces symptômes d'irritation sympathique. Il n'en est pas toujours ainsi ; les préoccupations peuvent durer plusieurs mois, comme je l'ai vu récemment chez un enfant de 8 ans dont l'œil avait été perforé par une branche de figuier ; une photophobie et un larmoiement intense existaient dans l'œil non blessé. Ce n'est qu'après plus de six mois que la mère du petit malade accepta l'énucléation qui mit un terme immédiat au retentissement irritatif sur l'autre œil. Mais, puisqu'il fallait en venir à l'énucléation, combien il aurait mieux valu commencer par elle ! Si on ne se résout pas à l'énucléation ou si l'on est empêché de la pratiquer, on donnera en même temps que le traitement local et général sédatif, le traitement complet (mercure) que l'on ferait, dans une ophtalmie sympathique où pour diverses raisons l'énucléation ne serait point exécutée.

Pour nous, au premier symptôme *objectif* (gonflement irien, changement de couleur, synéchie minuscule, congestion du disque optique) ou si l'acuité visuelle baisse considérablement, un seul traitement s'impose : l'énucléation de l'œil sympathisant. Même chez les enfants, nous déconseillons la résection optico-ciliaire.

Cette énucléation se fera en sectionnant le nerf optique le plus loin possible, soit en tirant fortement sur l'œil avec une pince érigne accrochée en pleine sclérotique et en coupant le pédicule très en arrière avec nos ciseaux à bout rond et à branche supérieure très épaisse, soit avec un crochet-secteur particulier (H. Joseph), pratiquant comme de Graefe essayait de le faire au bistouri, la névrotomie au fond de l'orbite. Tout cela sera fait avant d'enlever l'œil, pour éviter la recherche intra-orbitaire d'un nerf optique coupé, recherche pénible et dangereuse.

Une irrigation mercurielle (cyanure, sublimé, biiodure) très chaude, ou un tamponnement répété de la cavité avec les mêmes solutions ou le salicylarsinate de mercure (énésol) dont on brisera une ampoule), suivra l'extirpation. La suture habituelle n'a peut-être aucun danger comme provocation sympathique : nous nous sommes plusieurs fois abstenu de toute suture, nous livrant les jours suivants à des désinfections directes de la plaie, ou bien nous avons mis un seul point de suture médiane.

On évitera toute prothèse intraténonienne. Après trois semaines, s'il n'y a pas ou s'il n'y a plus de troubles sym-

pathiques, on appliquera une prothèse normale. On la recu-
lera dans le cas contraire.

En même temps que l'énucléation, le traitement mercuriel sera poussé à outrance. A l'intérieur, le calomel à
doses réfractées, ou suivant la tolérance, les autres préparations internes, les injections quotidiennes d'un sel soluble
(benzoate, biiodure huileux ou aqueux, sont préférables au
cyanure et au sublimé plus toxiques. Le salicylarsinate
de mercure (énésol) nous donne des résultats souvent excellents. Si les sels solubles semblent insuffisants, on pourra
faire des injections *intraveineuses* de cyanure, mais il ne
faut pas croire à une supériorité absolue de ce moyen sur
l'imprégnation par voie sous-cutanée. Les injections de
calomel ont une efficacité considérable, supérieure aux injections de sel soluble. L'huile grise ne nous a jamais donné
en syphilis oculaire, cependant pierre de touche, de résultats *rapides* ou complets et, à titre curatif tout au moins,
nous semble très inférieure aux autres sels solubles ou
insolubles. Rien n'empêchera d'employer tous ces moyens,
à titre *préventif* (1), au cours du traitement d'une *plaie qui
semble prédisposer* à l'ophtalmie sympathique ou chez un
syphilitique avéré, quoique cette influence diathésique soit
bien peu évidente dans la genèse de l'ophtalmie sympathique : plusieurs fois nous avons traité en effet de graves
traumatismes sans retentissement sympathique chez des
syphilitiques.

Les frictions mercurielles, sans craindre un léger début
de salivation, reste un excellent traitement, le meilleur
chez les *enfants*, et qu'il y a lieu de faire alterner avec les
injections. S'il y a quelque supériorité en faveur des injections, tout traitement mercuriel devra être varié, car il se
rencontre de temps à autre des malades chez lesquels le
traitement en apparence le moins actif donnera tout à coup
le résultat dont on désespérait. Nous pourrions rapporter
beaucoup de ces exemples paradoxaux, connus des syphi-
ligraphes.

Il sera bon de combiner au traitement mercuriel, soit de

(1) Schirmer, Lange et d'autres donnent un traitement mercuriel d'emblée pour toute plaie de ce genre.

petites quantités d'iode (ou d'iodure dont on évitera souvent l'action congestive en le combinant dans la même potion au bromure), ou mieux des préparations salicylées (salicylate de soude, aspirine).

Nous avons remarqué combien l'*association* du salicylate au traitement mercuriel était utile même dans l'ophtalmie sympathique déclarée. Leber, Michel, Alberti, et d'autres ont observé aussi de bons résultats du salicylate de soude à haute dose. L'ophtalmie sympathique semblerait même moins grave si elle se développe au cours d'une iridocyclite traitée par le salicylate seul, quoique ce dernier n'ait pas une valeur absolue, tout en agissant seul aussi vite ou mieux que le mercure (1).

D'autres traitements généraux (collargol en injections, ferments métalliques et autres, *sérothérapie*) pourront peut-être être substitués à la mercurialisation intense, lorsque ce traitement, qui a fait ses preuves, sera reconnu impuissant ou si les progrès de la science diminuent sa valeur relative actuelle. Probablement aussi est-il bon de traiter complètement toute manifestation générale anormale (diabète, brightisme, rhumatisme, etc.), générale ou organique, de renforcer l'état général, s'il est vrai qu'assez souvent les sujets à ophtalmie sympathique sont d'une santé débile.

Nous connaissons incomplètement la valeur des préparations d'extrait de corps ciliaire, recommandé par L. Dor (2).

On sait des cas d'iridocyclites violentes guéris par une révulsion puissante à la tempe (injection de nitrate d'argent) (Panas), par des injections de calomel dans la même région. Nous considérons que dans un cas d'ophtalmie sympathique grave, la méthode des *abcès de fixation*, dont Fochier a rappelé les heureux effets dans divers états infectieux désespérés où le succès a quelquefois été rapide et complet (une injection de 1 à 2 centimètres cubes de térébenthine, sinon dans la région temporale, vu les dégâts

---

(1) LINDAHL, Om den sympatiska oftalmiens behandling med salicylsyradt natron. *Hygiea*, novembre 1904, Stockholm.
(2) L. DOR, *Soc. fr. d'opht.*, 1897.

possibles, du moins dans le dos ou la fesse) pourrait avoir
ici des résultats inespérés.

Parfois on se trouvera en présence d'une situation analogue à celle où une ophtalmie sympathique suit une opération oculaire (iridectomie sur un œil enflammé, opération
de cataracte avec plaie juxtaciliaire, anfractueuse, avec enclavement, opération secondaire trop précoce, etc.) et où
l'on hésite d'autant plus à sacrifier l'œil. Dans certains
traumatismes, l'œil sympathisant *voit* encore, a une projection lumineuse satisfaisante ; doit-on le sacrifier, peut-
on, comme le dit Reclus, préférer une perte certaine à une
perte possible ? Et ceux où le sympathisant fut la dernière ressource oculaire du patient, le sympathisé étant
perdu définitivement, ceux où l'énucléation parut donner un
coup de fouet à l'ophtalmie et accélérer la marche de la cécité ? Aussi la plupart des ophtalmologistes, sans parler de
ceux qui, comme Wood, ne font jamais l'énucléation dans
l'ophtalmie sympathique, hésitent-ils à sacrifier l'œil sympathisant tant qu'il a une perception lumineuse. Pour nous,
si l'œil sympathisant est déjà très altéré, on devra l'enlever;
les cas que nous avons traités et nombre d'autres que l'on
rencontrera dans les travaux d'ensemble de Reclus, de
Schirmer, qu'on lira périodiquement dans les revues (Coppez père, Lagrange, Fromaget, etc.,etc.) prouvent la valeur
curative, exceptionnelle, mais évidente, de l'énucléation dans
l'ophtalmie sympathique déclarée et certaine. Trois fois
j'ai arrêté net, chez mes malades, l'iridocyclite sympathique précoce, résistant aux mydriatiques et au traitement général total. *Dès le lendemain* de l'énucléation de l'œil sympathisé, elle cédait et laissait un œil regagnant peu à peu
une acuité visuelle normale. Quand j'ai échoué, il s'agissait de cas avec vastes exsudats, ou présentés à une période
tellement avancée que le succès était plus que probléma-
tique.

On dit trop que l'énucléation n'agit pas sur l'ophtalmie
sympathique déclarée. Il y a des exceptions à cette règle.
Le fait que l'œil sympathisé a perdu la vision et que l'œil
sympathisant l'a conservée, ne doit pas être interprété
sans distinctions. Bien des yeux sympathisés *verraient
encore*, si on avait, *à temps*, coupé leurs relations avec l'œil

contaminant, foyer évident d'entretien et source du mal. Fromaget a eu raison d'enlever un œil ayant une acuité de 1/10, ce qui lui a permis de sauver l'autre en pleine ophtalmie. A part les cas où l'on a tellement attendu que le sympathisé est plus mauvais que le sympathisant et ceux où l'opération radicale est formellement refusée, l'énucléation de l'œil sympathisant sera combinée au traitement général, que l'on emploiera seul et dont on alternera les variétés, si l'énucléation n'est pas pratiquée.

Quelques confrères ont réduit en *aphorismes* les indications de l'énucléation post-traumatique, préventive et curative. Nous citerons ceux émis par Maitland Ramsay (1):

1º Enucléez *tout de suite* lorsque la blessure est si grave que « the exciting eye » est perdu sans espoir dès le début.

2º Enucléez tout de suite au moindre signe d'ophtalmie sympathique, la vision de l'œil sympathisant étant seulement égale à la perception lumineuse.

3º Enucléez tout de suite si un corps étranger existe dans l'œil sympathisant et ne peut en être retiré.

4º Enucléez lorsque l'œil blessé est aveugle et souffre de récidives inflammatoires ou s'il est irrité par des changements dégénératifs (ossification, etc.).

5º N'énucléez pas s'il y a encore de la vision dans l'œil blessé et s'il n'y a pas de signe de sympathie.

6º N'énucléez pas lorsque, l'ophtalmie sympathique étant encore en évolution, il y a encore de la vision dans l'œil blessé, alors que la suppression de cet œil n'aura pas d'utilité dans ces circonstances et qu'à la fin toute la vision que gardera le pat... t sera celle de l'œil blessé.

Nous ajouterons :

Enucléez, même s'il reste dans l'œil blessé une vision ruantitative, lorsqu'il y a de très graves lésions profondes, mais énucléez dès les premiers jours de l'ophtalmie sympathique. Vous sauverez certainement ainsi quelques malades de la cécité.

N'énucléez pas les yeux panophtalmes.

N'énucléez pas toujours les yeux ayant passé par le stade

<hr>

(1) MAITLAND RAMSAY, *Eye injuries and their treatment*, Glasgow, 1907.

de glaucome absolu, même s'ils ont subi un très grave traumatisme, car ces yeux semblent peu ou pas prédisposés à l'ophtalmie sympathique (de Wecker) et forment d'admirables et tranquilles supports pour la prothèse.

Soyez plus réservé pour l'énucléation *chez les enfants* que chez les adultes, malgré la réalité de l'ophtalmie sympathique *infantile*, parfois très grave.

C'est dire que, comme opération curative, nous repoussons sur l'œil *sympathisant*, en règle générale :

1° L'iridectomie, malgré quelques résultats anciens (de Graefe).

2° La résection, la destruction, ignée ou autre, de ce qui paraît être (prolapsus) l'épine sympathisante. Il n'est que trop certain que toute intervention faite sur un œil enflammé peut, à elle seule, donner l'ophtalmie sympathique. On ne recourra à ces moyens que si l'énucléation a été formellement repoussée ; parfois une cautérisation ignée de l'enclavement sympathisant aura un effet réel sur l'ophtalmie de l'autre œil (1).

3° Les opérations sur les nerfs ciliaires (Boucheron), les vastes débridements et dénudations du segment antérieur (Galezowski, de Wecker).

4° Les opérations opticociliaires (névrotomies, névrectomies) qui ont été plus d'une fois suivies d'ophtalmie sympathique, l'ouverture des gaines du nerf optique.

5° Le recouvrement conjonctival, la blépharorraphie (Verneuil) ne seraient que des expédients secondaires ;

6° L'amputation du segment antérieur, la panophtalmie provoquée (de Graefe), sont peu recommandables.

L'évidement partiel (Barton, Taylor) sera rejeté. L'exentération à la curette, ou l'exentération ignée, n'ont guère d'indications dans l'ophtalmie sympathique déclarée et l'on sait qu'au point de vue préventif rien ne vaut l'énucléation. Toutefois les cas d'ophtalmie sympathique surgie après l'exentération ont paru, comme après l'énucléation, présenter plus ordinairement une forme *atténuée*.

____

(1) LAGRANGE, *Bull. de la Soc. fr. d'opht.*, 1897, p. 108.

Y a-t-il d'autres moyens locaux pouvant faire éviter l'énucléation ?

Les injections mercurielles *sousconjonctivales* (Secondi) (1), sur l'œil sympathisé et l'œil sympathisant si on ne l'énuclée pas, seront parfois un appoint utile.

Les injections *intraoculaires* ont été préconisées par Abadie (2) qui propose :

1° Des cautérisations au galvanocautère sur tous les coins et recoins de la plaie, le malade endormi au chloroforme ;

2° Des injections *intraoculaires* d'une goutte de sublimé à 1 pour 1000, *aussi bien dans l'œil infecté primitivement que dans l'œil infecté secondairement.*

Y a-t-il là une méthode inoffensive et surtout curative d'une valeur reconnue ?

Terson père a obtenu la cessation définitive d'une irritation sympathique dans deux cas par une injection de sublimé dans l'œil excitateur.

Des injections de dionine en *plein moignon* irrité pourraient être utilisées ici.

Rien n'empêche, dans les cas où l'énucléation n'a pas été possible, de combiner les injections *sousconjonctivales* mercurielles ou salées à la mercurialisation.

Il est également permis de faire des séries d'injections mercurielles *intraorbitaires* du côté énucléé [Fage (3), Abadie (4), Darier (5), Valois (6)], lorsque l'ophtalmie suit son cours ou apparaît malgré l'énucléation, et cette méthode est préférable à l'exentération de l'orbite.

Aux injections sous conjonctivales, nous croyons qu'il faut préférer des injections *intraténoniennes* de la substance employée. Les résultats ainsi obtenus dans le décollement rétinien encouragent à reculer le siège de l'injection.

L'énucléation reste, à titre préventif et même curatif, à

(1) Secondi, *Soc. ital. di Ottalmologia*, 1890.
(2) Abadie, *Bull. de la Soc. fr. d'Opht.*, 1890, p. 211.
(3) Fage, *Bull. de la Soc. fr. d'Opht.*, 1898, p. 430.
(4) Abadie, De l'ophtalmie sympathique qui survient malgré l'énucléation, *Cong. int. d'Opht.*, Paris, 1900.
(5) Darier, *ibid.*
(6) Valois, *Recueil d'Ophtalmologie*, 1903 et 1907.

ajouter, presque toujours, au traitement général et local. Telle est pour nous la conclusion valable pour un temps difficile à déterminer, tant que l'étude pathogénique de l'ophtalmie sympathique et la thérapeutique correspondante n'auront pas fait un pas décisif en avant, encourageant des espérances qui ne sont presqu'encore qu'à l'état de rêves, obtenant la guérison sans mutilation, tout comme on traite la syphilis sans excision du chancre.

XI. — LA RECHERCHE DU CRITÉRIUM DE LA TENDANCE A L'OPHTALMIE SYMPATHIQUE

En réalité, *toute l'étude du traitement des plaies* se trouve dominée par *deux* grands problèmes : éviter la destruction de la cornée et l'invasion panophtalmique, éviter la destruction visuelle à distance, l'irrémédiable chute dans la nuit. Certes le premier problème a fait un pas évident vers sa solution. Mieux armés, connaissant la nature et l'origine des multiples sources d'infection, nous conservons des cornées utilisables et la panophtalmie est devenue une rare exception.

Le problème de la cécité sympathique est plus en retard.

Sans parler de la guérison, la préservation a-t-elle fait des progrès bien nets ? On le dit.

Citons, parmi les assertions analogues, les paroles suivantes (1) : « J'ai été frappé du fait que l'iridocyclite sympathique, *si fréquente autrefois*, est devenue beaucoup plus rare dans ces dernières années. Depuis deux ou trois ans, nous n'avons guère plus rencontré de cas typiques que nous aurions pu présenter aux élèves dans nos conférences cliniques. Plusieurs confrères, auxquels nous avions eu l'occasion de parler à ce sujet, M. Panas entre autres, ont fait la même observation : il paraît donc que ce n'est pas l'effet du hasard. A quoi faut-il attribuer ce phénomène heureux ? Comme les blessures graves de l'œil ne sont certainement pas moins fréquentes aujourd'hui, M. Panas pense qu'il faut en chercher la cause dans le traitement aseptique de l'œil, et je crois qu'il a raison. Ceux qui admettent l'origine microbienne de l'ophtalmie ne manqueront pas de tirer de ce fait un argument en faveur de leur théorie. Mais, en y réfléchissant bien, on trouvera que *toute autre théorie est compatible avec lui*. Car nous savons que

(1) L. Laqueur, De la curabilité de l'iridochoroïdite sympathique. *Annales d'Oculistique*, novembre 1895.

l'uvéite sympathique ne se développe qu'à la suite d'une irritation inflammatoire prolongée de l'œil blessé, et le traitement aseptique agit favorablement, peut-être uniquement parce qu'il amène une cicatrisation rapide de la plaie. » Cette opinion d'un maître éminent nous semble d'autant plus justifiée que, sur un œil enflammé, iridocyclitique, mais jusque-là non sympathisant, une simple iridectomie, aseptiquement exécutée, est parfois l'origine nette d'accidents sympathiques. L'ébranlement d'un œil traumatisé provoquera plus d'une fois des accidents que son repos préviendra, car une intervention de ce genre n'a pas agi en apportant un microbe, nouveau et spécial, sympathisant.

Un point particulier nous semble mériter vos réflexions dans l'extrait précédent : « L'ophtalmie sympathique si fréquente autrefois... » Cependant, si avec Mooren et d'autres auteurs, nous admettons qu'en des temps où le traitement aseptisant des plaies n'était point pratiqué, on ne voyait tout de même survenir l'ophtalmie sympathique que dans 1/6 des cas favorables ou même moins, et alors qu'un assez grand nombre de chirurgiens énucléaient préventivement plus souvent qu'aujourd'hui, nous nous demandons si réellement l'ophtalmie sympathique était *si fréquente autrefois* et nous faisons appel aux souvenirs de ceux qui ont traversé la période *préantiseptique* et aux confidences de nos collègues exerçant dans des milieux industriels très chargés de traumatismes oculaires. Nous leur demandons si d'une part il ne faut pas faire la défalcation du nombre assez grand d'ophtalmies sympathiques qu'ont entraînées les *opérations* de cataractes par abaissement et les opérations à plaies linéaires, juxta-ciliaires à la Graefe, et si d'autre part la gravité toujours si impressionnante de l'ophtalmie sympathique n'a pas multiplié en quelque sorte *la sensation de sa fréquence.*

De plus, les cas qui surgissent malgré tout, sont-ils *atténués*, moins graves qu'autrefois, résistant moins au traitement, se laissant rattraper dans la marche à la cécité ? « On ne voit pas souvent aujourd'hui l'ophtalmie sympathique, peut-être pas 1 fois sur 20 cas prédisposants (1) », 3 fois sur

(1) L. DE WECKER, La prophylaxie de l'ophtalmi[e] [s]ympathique. *Annales d'oculistique*, juin 1892.

30 cas (Baudry) ; peut-être, mais on en voit éclore encore de très graves, ce qui, combiné aux tristes résultats *tardifs* de la conservation à outrance des yeux *trop* largement traumatisés dont il ne reste, après deux ou trois ans, même pas une façade présentable, amènera un certain retour vers l'énucléation *précoce*. Les *séries* de grands traumatismes se suivent, sans toujours se ressembler, comme d'autres graves maladies, comme l'ophtalmie blennorragique de l'adulte, dans l'ensemble devenues plus rares, mais reparaissant après un temps d'éclipse.

La vérité reste aussi éloignée des plus aveugles panégyriques que des plus violentes philippiques. Plus nous irons, moins nous devrons risquer une ophtalmie sympathique. Voilà le but et le progrès.

Pour réduire encore ses méfaits, si *atténués* et si *raréfiés* qu'ils puissent être aujourd'hui, continuons, parallèlement à la mise en œuvre de tous les bienfaits de la thérapeutique conservatrice, à *énucléer les yeux perdus* qui, *douloureux ou dangereux*, seront *esthétiquement inférieurs à la prothèse*. D'autre part, serrons de plus près les *conditions étiologiques* de l'ophtalmie sympathique, en cherchant à la fois le critérium de la tendance sympathisante et l'arrêt du mal en évolution.

Nous avons vu en effet dans ces dernières années tant de maladies à point de départ local (diphtérie, rage, syphilis, etc.) engendrer des recherches admirables, couronnées de beaux résultats pratiques. Quoique le problème de l'ophtalmie sympathique soit le plus ardu de tous les nôtres, l'étude comparée de la pathologie et de la thérapeutique générales sera, peut-être ici encore, d'un secours fructueux. L'ophtalmie sympathique, née elle aussi d'une condition extérieure qui s'est généralisée au point de se reproduire sur l'organe congénère, comportera les mêmes recherches. *Pourra-t-on trouver une réaction permettant de dire qu'une plaie de l'œil est en train de se compliquer d'ophtalmie sympathique*, et les moyens d'en *faire avorter le germe*, non plus pressenti, mais démontré. L'énucléation *préventive* aurait vécu. L'énucléation *curative* continuerait à supprimer, en plus d'un foyer dangereux de repullulation ou (d'irritation fixant les microbes dans l'autre œil, car la théorie nerveuse ou mieux combinée par endoinfection n'est pas encore détruite), malgré le retour aux théories métastatiques infectieuses, l'œil hideux ou intolérable, mais ici le malade appréciera, mieux que personne, ce que vaut sa conservation ou son ablation. Ce que nous devons lui garantir, après avoir fait le possible pour le *premier œil*, c'est qu'il ne court pas de risque « *pour l'autre œil* », c'est presque toujours ce qu'il nous demande comme *deuxième question* et ce que nous demanderions à sa place.

Pour l'ophtalmie sympathique, comme pour le glaucome, comme pour tous les grands processus oculaires, faisons périodiquement table rase, *non des faits*, mais *des opinions* et remettons-nous en face du modèle vivant.

Une remarquable revision a été faite par Schirmer (1) et garde sa valeur intégrale.

Cet effort a abouti à cette conclusion que l'ophtalmie transmise revêt toujours des formes cliniques que les idées actuelles dans la science, idées dont nous sommes imbus, dont il ne nous est pour longtemps pas possible de nous dépouiller, nous obligent à considérer comme infectieuses (iridocyclite, névrite optique). Lorsque ces affections ont une origine spontanée et non traumatique, nous les traitons par les moyens généraux antiinfectieux, antitoxiques. Le mercure, entre autres, agit dans l'ophtalmie sympathique. Il faudrait être syphiligraphe ou médecin non ophtalmologiste pour affirmer sérieusement que le mercure n'agit que contre la syphilis.

Disons-le : nous sommes loin de croire l'ophtalmologie capable à elle seule d'aborder et de mener à bien de telles entreprises. Son droit et son devoir sont de les soulever et de marquer aux biologistes les terrains inconnus, tout comme elle demande à toutes les branches de la science les éléments qui lui manquent. On sait ce qu'elle doit à la physique, à la chirurgie, à la médecine générale, à la syphiligraphie, à la dermatologie : on sait ce que celles-ci ont reçu d'elle en retour.

(1) Schirmer, Klinische und pathologisch-anatomische Studien zur Pathogenese der symp. Augenentzündung. *Arch. f. Augenheilk.*, 4 Abth., 1892.

Les ophtalmologistes doivent remettre le bilan de ce qu'ils savent et de ce qu'ils ignorent, en ce qui concerne le retentissement sympathique des plaies de l'œil.

Trois questions principales se posent :

1º Quels sont les yeux blessés plus spécialement *enclins à donner l'ophtalmie sympathique* ?

2º Quel est le délai de *généralisation* binoculaire et après combien de temps celle-ci n'est-elle *plus à redouter* ?

3º Dans quel laps de temps la suppression de l'œil blessé peut-elle supprimer l'*éclosion « posthume »* (Dianoux) de l'ophtalmie sympathique, que d'ailleurs elle a paru atténuer dans les cas où elle ne l'a pas empêché d'apparaître ?

Le travail d'ensemble de Schirmer paraît avoir prouvé que c'est toujours par l'intermédiaire d'une iridocyclite que la tendance sympathisante se produit. Quel que soit le point de l'œil primitivement lésé, même si le corps ciliaire, point le plus vulnérable, n'a pas été le premier atteint, c'est après inflammation secondaire du tractus uvéal que se produirait la propagation à l'autre œil. Exceptionnellement cette inflammation passe totalement inaperçue et l'œil sympathisé a *seul* une iridocyclite très nette.

Les corps étrangers, les hernies de la membrane uvéale, surtout blessées, entamées, favorisent aussi l'ophtalmie sympathique. Nous renvoyons à ce que nous en avons dit (v. p. 43), à la communication de Vacher et à la discussion qui l'a suivie.

Est-il toujours nécessaire qu'il y ait solution de continuité des enveloppes ? Elle aide l'éclosion de l'ophtalmie sympathique, surtout si cette solution de continuité reste *longtemps ouverte*. C'est un bon argument pour la *suture précoce*.

Quoique Schirmer pense qu'il y a eu des éraillures inaperçues de la conjonctive, dans les cas où on n'a pu en constater dans les observations d'ophtalmie sympathique après rupture oculaire sousconjonctivale, il est possible que cette opinion ne soit qu'une vue de l'esprit. Nous avons vu plusieurs fois, à la suite de très violentes contusions, une très intense iritis, même avec hypopyon, se produire chez des sujets où d'emblée l'examen le plus minutieux ne montrait *aucune érosion* cornéenne ou conjonctivale. Ces cas ont guéri sans complication sympathique, mais, si elle s'était produite, aurions-nous été très étonné de voir survenir sur le second œil une iridocyclite semblable à celle du premier ? Une endoinfection parallèle reste possible.

Le fait que l'ophtalmie sympathique se produit après une rupture sousconjonctivale absolument fermée et, d'autre part, le fait qu'une iridectomie correcte, même avant la période aseptique, n'entraînait à peu près jamais d'accidents sympathiques, doivent entrer en ligne de compte, de même que la tendance sympathisante beaucoup plus marquée des yeux contenant des corps étrangers.

Tous ces faits n'ont rien d'absolu, puisqu'on trouverait plus de cas identiques, ne donnant pas d'ophtalmie sympathique, que de ceux qui en donnent.

On sait que les yeux détruits par *panophtalmie* (de Graefe) ou par *glaucome absolu* (de Wecker) ne paraissent pas provoquer l'ophtalmie sympathique.

D'autre part, le microbe de l'ophtalmie sympathique est encore à démontrer (1). Les yeux sympathisants sont généralement exempts de microbes visibles et cultivables. Nous l'avons vérifié dans deux cas.

Aussi des recherches *extraoculaires* seront nécessaires pour apporter des éléments nouveaux, l'enquête oculaire piétinant sans conclure.

Des recherches *hématologiques* intéressantes ont été faites (2).

Terrien et Cantonnet nous disent (3) : « Nos *quatre cas d'ophtalmie sympathique* ne nous ont rien donné : les résultats obtenus oscillent autour de la formule hématologique normale avec de faibles différences en plus ou en moins. Les recherches récentes de Zur Nedden (*Arch. de Graefe*, LXII, p. 193-226) sur le sang de deux malades atteints d'ophtalmie sympathique au début, semblent prouver l'exis-

---

(1) L. WELT, Recherches anatomopathol. et bactériol. sur l'ophtalmie sympathique. *Rev. méd. de la Suisse Romande*, 1902.

(2) ZUR NEDDEN, Bakteriol. Blutuntersuchungen bei sympath. Ophtalmie. *Arch. f. Opht.*, 1906.

(3) TERRIEN et CANTONNET, Les éléments figurés du sang et le diagnostic étiologique des iritis. *Arch. d'Ophtalmologie*, 1907.

tence d'agents microbiens *dans le sang* de ces malades.
Nous pensions trouver des variations intéressantes de la
formule, probablement leucocytose et polynucléose ; il n'en
a malheureusement rien été. »

La question des *cytotoxines* est également à l'étude (Golovine, Santucci, etc.).

La *ponction lombaire* donnera d'utiles renseignements
positifs ou négatifs sur le degré de propagation aux centres nerveux, surtout s'il y a une *papillite pure* et aussi des
complications (céphalalgie, état pseudo-méningitique,
fièvre, convulsions, faiblesse des membres inférieurs et
surdité bilatérale rapide et définitive, signes de toxémie à
localisation nerveuse, comme dans les observations de
Rogman (1) et de de Wecker (2).

Il faut prendre une observation d'ophtalmie sympathique
comme une *observation de pathologie interne* avec les méthodes actuelles d'investigation positive, et, dans l'intérêt
de la science et des malades, en tirer tout ce qu'elle peut
donner.

Peut-être la *saignée générale* des sujets en pleine ophtalmie sympathique fournira-t-elle un jour quelques matériaux
d'*immunisation* ou de *cure*.

Les expériences et les résultats de Zur Nedden (3) avec
le sérum des sujets atteints d'ophtalmie sympathique sont
à prendre en sérieuse considération, puisque avec une injection de 20 c. c. de sérum pris à un sujet atteint d'ophtalmie
sympathique, il a guéri une malade atteinte aussi d'ophtalmie sympathique ayant nécessité l'énucléation et chez qui,
dès le lendemain de l'injection, l'amélioration fut extrême
et se termina par une guérison rapide .

Tant que l'expérimentation sur les animaux n'aura pas
donné des résultats moins contestables que ceux obtenus
jusqu'ici, il est évident pour nous que la nécessité de faire,
sur *les singes anthropomorphes*, des séries d'expériences,
s'impose dès à présent.

(1) Rogman, Sur les complications extraoculaires de l'ophtalmie sympathique. *La Clinique ophtalmologique*, 25 octobre 1900.
(2) De Wecker, Complications extraoculaires de l'ophtalmie sympathique. *Annales d'Oculistique*, 1901.
(3) Zur Nedden, *loc. cit.*

Quant au *délai de l'incubation*, s'il est de 15 jours à 3 semaines, comme minimum, personne ne peut dire quand le
second œil sera définitivement à l'abri, *à moins qu'on ne
supprime l'œil blessé.*

Enfin l'étude de *la valeur préventive de l'énucléation* concerne directement les ophtalmologistes, car de plus en plus
l'industriel, le juge et le malade nous demandent combien
de temps nous pouvons conserver un œil blessé sans faire
courir un grave préjudice à l'autre, et quand nous pourrons
le supprimer, après avoir épuisé les moyens de conservation, pour faire évanouir à jamais la crainte de la cécité.

Dianoux, posant remarquablement ce problème (1), fait
une revue complète des ophtalmies sympathiques surgies
après l'énucléation *préventive* et rappelle, avec R. Randolph
(*Traité d'ophtalmologie* de Norris et Oliver), qu'à côté des
cas survenus au bout de 5 à 6 jours, il en existe (Shaw) où
l'ophtalmie, avec cécité, apparut le 47ᵉ jour après l'énucléation. Ce cas paraissant celui dont l'échéance a été la
plus tardive, Dianoux admet qu'actuellement on peut limiter
à sept semaines la période d'incubation de l'ophtalmie *après
énucléation.*

Le referendum auquel il s'est livré, auprès de quelques
collègues, a même abouti à la conclusion que ces derniers
n'avaient pas observé d'ophtalmie sympathique après énucléation préalable. Pas plus que notre éminent confrère,
nous n'avons, sur de nombreuses énucléations, observé de
faits semblables et eu connaissance de terminaisons de ce
genre.

Les innombrables énucléations, faites pour les affections
les plus diverses et non suivies d'iridocyclite de l'œil opposé, prouvent de plus que l'énucléation, malgré quelques
assertions hasardées, ne peut avoir par *elle-même* un rôle
sympathisant certain.

Nous conclurons donc avec Dianoux que, puisqu'il
n'existe aucune observation authentique d'ophtalmie sympathique développée après l'énucléation préventive plus tard

(1) DIANOUX, Dans quelles limites l'énucléation préventive met-elle à l'abri
de l'ophtalmie sympathique ? *Soc. fr. d'opht.* et *Annales d'Oculistique*,
1903.

que la septième semaine, passé ce temps, l'opéré doit être considéré comme à l'abri de toute complication du côté de l'œil sain ; que, *jusqu'à production d'un fait nouveau*, nous pouvons affirmer qu'une iridocyclite survenant plusieurs mois ou plusieurs années après une énucléation préventive ne relève pas forcément du traumatisme et n'engage pas la responsabilité matérielle du patron.

Une question plus délicate encore, et qui, comme la précédente, doit attirer l'attention, est celle de la prédisposition spéciale de l'œil non blessé à l'aggravation des maladies dont il peut être atteint, par un état de moindre résistance que créerait en lui l'œil primitivement blessé.

Panas pensait déjà que le moignon atrophié traumatiquement exerçait une mauvaise influence sur les suites de l'opération de la cataracte sur le second œil et citait des faits à l'appui. Sourdille a insisté aussi là-dessus et en a montré (1) les intéressantes conséquences pratiques.

Sur tous ces points, l'ophtalmologiste consulté répondra qu'aucune autre opération ne peut mettre aussi bien que l'énucléation à l'abri de l'ophtalmie sympathique dans le cas où elle est possible et surtout menaçante ; il n'hésitera pas à conserver à l'énucléation, en l'état actuel de la science et quels que soient ses faux pas, toute sa confiance.

« Le premier devoir de l'homme sincère est de ne pas influer sur ses propres opinions...Nous n'avons pas le droit d'avoir un désir, quand la raison parle ; nous devons écouter, rien de plus, prêts à nous laisser traîner pieds et poings liés où les meilleurs arguments nous entraînent » (E. RENAN).

Cet examen de conscience, thérapeutique cette fois, s'impose, en face de toute plaie grave de l'œil.

(1) SOURDILLE, De la prédisposition morbide provoquée par la blessure d'un œil sur l'autre œil. *Soc. fr. d'opht.* et *Archives d'opht.*, 1904.

CONCLUSIONS

Le traitement des plaies de l'œil, destiné à limiter la *déperdition visuelle*, à éviter l'*infection généralisée* à l'œil atteint et par dessus tout l'ophtalmie sympathique avec *cécité*, présentera de notables différences, suivant que la plaie est cornéenne ou sclérale, pénétrante ou non pénétrante, qu'il s'agit d'une rupture, ou d'une blessure pénétrante avec ou sans corps étranger, hernie uvéale, lésions des milieux, lésions concomitantes des annexes.

1° Le *traitement topique d'urgence* variera avec l'état de la plaie, infectée ou non infectée.

La plaie *non pénétrante* et *non infectée* sera traitée par une aseptisation soignée, en évitant les antiseptiques à dose irritante, en employant des collyres aseptiques, des pansements aseptiques, généralement secs et rares.

La plaie pénétrante cornéenne comporte en plus, *au début*, l'emploi d'un myotique, la réduction ou l'excision d'une hernie irienne.

Le pansement est indispensable et de ra parfois comprendre les deux yeux. Il sera sec, sauf infection. Le pansement idéal, le papier *flambable* à l'amiante, n'est pas assez absorbant et par suite reste inférieur à la gaze aseptique.

Les plaies coexistant avec des annexes infectées (dacryocystite, ozène, etc.) sont justiciables d'emblée d'un traitement *antiseptique* analogue à celui des plaies infectées (pansement humide, collyres argentiques et mercuriels, etc.), en même temps que le sac lacrymal, les fosses nasales, etc., subissent une désinfection énergique et même opératoire.

Le régime des opérés, et celui approprié à l'état général défectueux et au résultat de l'examen des urines, seront institués.

La plaie *infectée* nécessite l'antisepsie la plus résolue.

Les collyres *argentiques* (collargol, argyrol) ou mieux les collyres *mercuriels* (sublimé, ou salicylarsinate de mercure (Enésol) que nous préférons comme aussi efficace et moins douloureux), ont une action fréquemment utile. La dionine, sous toutes ses formes (Darier), poudre et injections, les seconde. L'adrénaline sera ici scrupuleusement évitée.

Des moyens *généraux* (sérothérapie, mercure, collargol, etc.) pourront leur être joints. Il semble que le *sérum antidiphtérique* ait des résultats équivalents à ceux du sérum antipneumococcique et que son emploi ait appuyé l'effet favorable du traitement local.

Si les collyres mercuriels, argentiques et la sérothérapie ne suffisent pas, les injections sousconjonctivales (surtout mercurielles, parfois salées ou à la dionine) sont indiquées.

Si, malgré tout, l'infection devient envahissante, à côté d'autres moyens chirurgicaux qui pourront éventuellement être utiles, la *cautérisation ignée*, pénétrante dans les cas avancés, non pénétrante dans les autres, reste la ressource la plus puissante. Les incisions à la Sæmisch, la paracentèse, ont quelquefois leur indication. L'iridectomie sera pratiquée, s'il y a lieu, au début de la période de réparation.

La plaie *sclérale* s'inspirera d'une partie du traitement précédent et, si elle n'est pas infectée, sera protégée par des moyens directs, tels que les suivants.

2º La *protection chirurgicale* des plaies de l'œil revêt trois formes principales : la suture directe, la suture conjonctivale avec ou sans autoplastie, la tarsorraphie.

La *suture cornéenne* ne sera pratiquée que pour les vastes plaies irrégulières, avec chevauchement et tendance au renversement des lambeaux. Nous sommes peu partisan de l'encellulement total de l'œil dans une bourse conjonctivale.

Les plaies sclérales étendues nécessiteront d'urgence la *suture épisclérale* ou *intra-sclérale*, mais sans dépasser la sclérotique ; une *autoplastie* conjonctivale *à pont* sera utilisable pour les plaies sans entrebâillement et pas trop étendues. Une *petite* suture conjonctivale *en bourse* suffira pour les plaies sclérales restreintes. Ces manœuvres ne seront pratiquées qu'avec une technique sûre ne permettant *aucun risque* d'aggravation dans l'état de la blessure.

Les fils de *soie très fine,* le *tendon de Renne,* moins rapidement résorbable que le catgut, nous semblent le matériel de choix.

L'avenir démontrera dans quelle mesure la *tarsorraphie* peut seconder ou remplacer la suture dans le traitement des traumatismes graves de l'œil.

Quels que soient parfois les beaux résultats immédiats des sutures oculaires, elles ne devront être faites qu'*avant toute inflammation* de l'œil. L'*énucléation* conserve ses droits pour les yeux où la vision est perdue et l'ophtalmie sympathique redoutable. De plus, pour beaucoup de plaies sclérales, le décollement rétinien vient, tôt ou tard, modifier fâcheusement le résultat obtenu, sans parler des autres complications.

3° Quand il y a une *hernie* des membranes uvéales, en particulier de l'iris, la réduction si elle est possible, l'excision, en cas d'insuccès, ne seront tentées que tout à fait au début. Plus tard, l'excision, la cautérisation ignée, ont pu entraîner l'ophtalmie sympathique : l'abstention, les myotiques, la compression (bandeau, tarsorraphie), le recouvrement conjonctival direct, sont préférables. *D'énormes* enclavements pourront être peu à peu détruits par la cautérisation chimique (nitrate d'argent).

4° Les plaies avec *lésion cristallinienne* comportent un traitement différent suivant qu'il y a déplacement, ou non, de la lentille.

L'extraction du cristallin luxé *dans l'œil* ne sera faite d'urgence que si le cristallin déplacé gêne la coaptation de la plaie ou provoque des accidents hypertoniques. L'extraction du cristallin luxé *sous la conjonctive* sera pratiquée ordinairement lorsque la plaie sera cicatrisée.

La *cataracte traumatique* ne sera opérée d'urgence que si elle produit des complications immédiates ou rapides.

5° Les plaies compliquées de *corps étrangers* comportent naturellement l'extraction méthodique d'urgence, avec technique variable suivant le siège et la nature, *magnétique ou non,* du corps étranger. L'énucléation reste préférable lorsque le corps étranger intra-oculaire ne peut être extrait.

Après aseptisation et protection rigoureuse de la plaie, la *radiographie* est une admirable ressource pour démontrer la *présence* ou l'*absence* d'un corps étranger, sa position, et pour prouver si le corps étranger a traversé l'œil *de part en part* et n'existe plus dans le globe, ce qui fait pencher pour la conservation.

6° Le traitement des *ruptures* s'inspirera du traitement des plaies avec pénétration, mais l'infection est beaucoup moins fréquente. On exécutera l'occlusion conjonctivale ou parfois tarsorraphique, toutes les fois qu'on pourra la pratiquer utilement. Les ruptures sclérocornéennes donnent parfois de beaux succès. Cependant les résultats *tardifs* de la conservation des yeux à *vaste* rupture sclérale de la région moyenne sont souvent des plus médiocres.

7° Les *plaies complexes* (grands écrasements, lésions obstétricales, etc.), où les annexes sont blessées en même temps que le globe oculaire, nécessitent une conduite très variable. En ce qui concerne l'œil, on fera tout le possible pour qu'il ne souffre pas du traitement des parties voisines malades. La tarsorraphie préventive et curative sera alors utile, et aussi au cours d'opérations prolongées sur l'orbite ou la face. L'énucléation est parfois nécessaire pour la désinfection orbitocrânienne après les grands traumatismes faciaux.

8° Ce n'est que vers le milieu du xix° siècle que l'on a montré la valeur *préventive* et *curative* de l'*énucléation* contre l'ophtalmie sympathique, quoique l'idée soit probablement plus ancienne. La technique de Bonnet, l'anesthésie générale, la connaissance plus étendue de l'ophtalmie sympathique, les tendances excessives à la recherche histologique, exagérèrent bientôt le nombre des opérations radicales.

Actuellement il y a un excès en sens contraire. A l'abus de l'énucléation a succédé l'abus de la conservation.

L'énucléation ne doit à peu près jamais être exécutée d'urgence, mais *ce serait revenir à la pratique des anciens que de conserver toujours* les yeux traumatisés, dangereux, douloureux et difformes. Leur conservation pèse peu dans la balance, le jour où on lui doit la cécité sympathique, même d'un seul malade.

Il est faux qu'on soit toujours à temps à énucléer.

On énucléera donc, avec les modifications *techniques* indispensables, dans les délais de probabilité, d'apparition de l'ophtalmie sympathique, les yeuxblessés où la vision est perdue et où l'esthétique est très inférieure à celle que donnera la prothèse, dont on a dit trop de mal.

On sera plus réservé chez les *enfants* où l'on remplacera le plus possible l'extraction par l'exentération, mais on se rappellera que l'ophtalmie sympathique *infantile* est souvent très grave.

Dans les *accidents du travail*, l'énucléation d'yeux perdus et dangereux ne devra pas être abandonnée pour une conduite plus aléatoire et sera pratiquée de bonne heure.

9° Les *deux grandes complications* amenant, l'une la destruction totale de *l'œil atteint*, l'autre la destruction de *l'œil opposé*, lorsqu'elles se produisent rapidement ou que la plaie est présentée avec ces complications, provoquent des déterminations nouvelles.

En ce qui concerne la *panophtalmie*, on devra aider le traitement palliatif (applications chaudes, sédatifs, etc.) par des interventions chirurgicales. L'ablation de la cornée avec pointes de feu profondes donne un calme plus grand que le curage partiel simple. L'ablation de la cornée avec exentération ignée totale ou le curage total avec anesthésie générale rapide, sont préférables à l'énucléation.

Dans la panophtalmie, l'énucléation en effet a déjà donné un nombre considérable d'accidents mortels et de Graefe l'avait proscrite avec raison en pareil cas.

En face de l'*ophtalmie sympathique*, l'énucléation avec résection étendue du nerf optique est la seule opération recommandable, combinée au traitement mercuriel et salicylé intensif. Même en pleine ophtalmie, ce traitement peut donner des succès. On repoussera donc toutes les opérations partielles, mais l'énucléation doit être pratiquée *à temps*, si on la veut efficace.

Les injections mercurielles sousconjonctivales, intraoculaires, intraténoniennes, intraorbitaires, répondent à diverses éventualités ou secondent l'effet de l'énucléation, combinées à la mercurialisation générale.

La *sérothérapie* (Zur Nedden) vient de donner un succès qui autorise de nouvelles espérances.

10° *La recherche du critérium de la tendance sympathisante* est la terminaison obligatoire de toute étude thérapeutique des plaies graves de l'œil, car, le jour où il sera découvert, et seulement alors, un traitement général, permettant peut-être la suppression de l'énucléation préventive et curative, pourra être appliqué.

Il est probable que l'ophtalmie sympathique est *moins fréquente* qu'autrefois ; cependant des statistiques sont nécessaires pour le prouver et pour démontrer si les cas *atténués* sont devenus la règle, au lieu d'être l'exception, quoiqu'on voie encore quelques cas très graves.

Le bilan à établir comme base de cet ordre de recherches comporte trois points principaux :

1° Quels sont les *yeux traumatisés qui prédisposent* à l'ophtalmie sympathique ? Une iridocyclite de l'œil sympathisant, consécutive à des plaies restées longtemps ouvertes, à des hernies uvéales blessées, à des corps étrangers intraoculaires, semble nécessaire. Mais, même s'il n'y a pas de solution de continuité conjonctivale (rupture sousconjonctivale), l'ophtalmie sympathique est possible.

Les yeux ayant passé par un stade de *suppuration panophtalmique* ou de *glaucome absolu*, prédisposent infiniment peu à l'ophtalmie sympathique.

2° Le *délai de l'incubation* est en général de trois semaines comme minimum, mais le délai maximum est impossible à fixer.

Les recherches sur l'état du sang, couronnées par l'application utile de la *sérothérapie* pratiquée avec le sang des sujets atteints d'ophtalmie sympathique, méritent la plus vive attention. La ponction lombaire fournira peut-être aussi quelques documents.

Des expériences en série s'imposent, faites sur les singes anthropomorphes.

3° Il est indispensable, dans la pratique, de connaître le

délai reconnu *du pouvoir préventif de l'énucléation*. Dianoux le fixe, après un relevé d'observations, à sept semaines. Les accidents observés sur l'autre œil, plus de sept semaines après l'énucléation du blessé, ne pourraient être, jusqu'à production de faits nouveaux, attribués à la lésion du premier.

En dépit des assertions qui ont été jusqu'à attribuer à l'énucléation un rôle sympathisant, assertions infirmées par un examen attentif des faits, l'énucléation de l'œil prédisposant à l'ophtalmie sympathique mérite de conserver la confiance du praticien, *si elle est pratiquée en temps utile*.

TABLE DES MATIÈRES

Imp. J. Thevenot, Saint-Dizier (Haute-Marne).

DONEC OPTATA VENIANT RIGABO

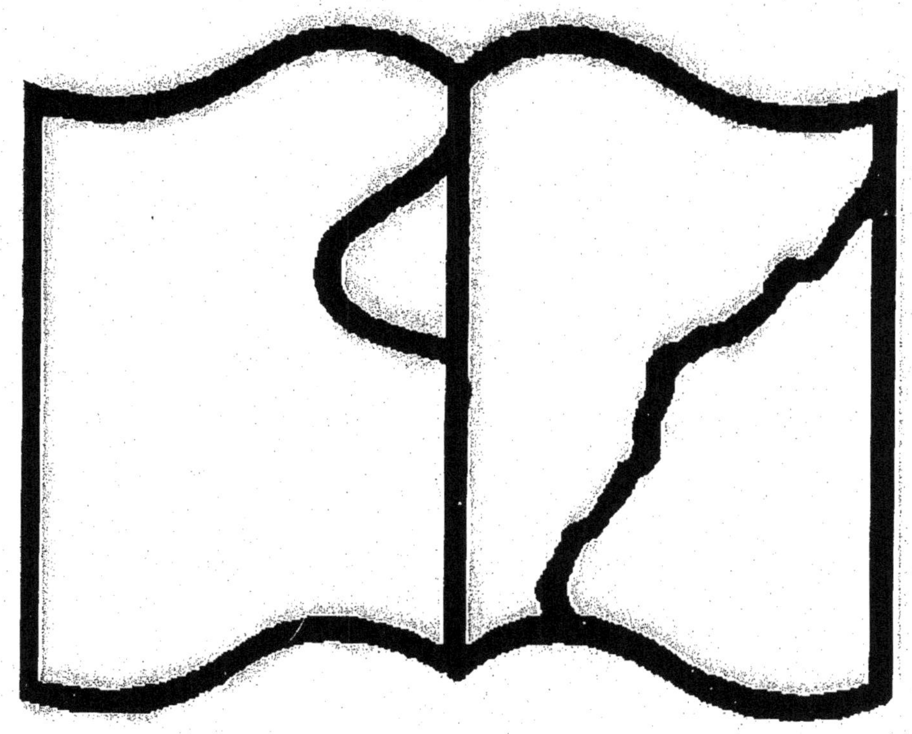

Texte détérioré - reliure défectueuse

NF Z 43-120-11